頂尖運動員這樣避免運動傷害

奧運隊醫教你健身不傷身！

嘉義長庚醫院復健科主治醫師＆國家代表隊隊醫
許宏志醫師◆著

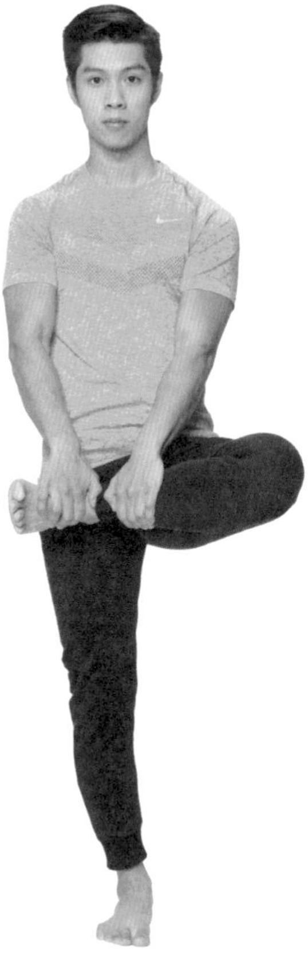

目錄

第二部 各部位常見運動傷害的預防、復健與強化

第三部 特殊族群的運動處方

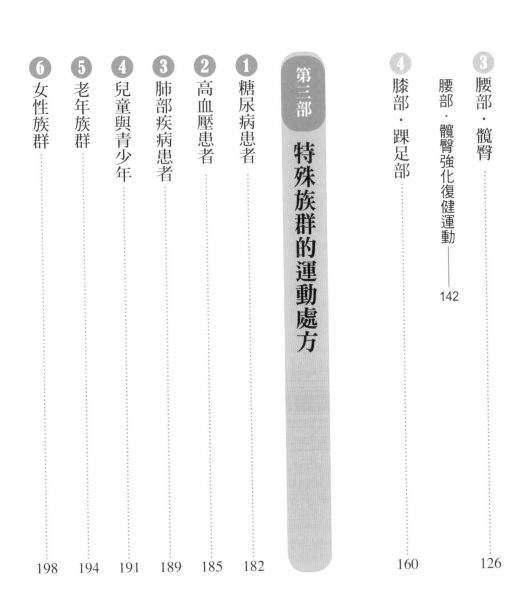

自序

欲窮千里目，更上一層樓

運動傷害是歷久彌新的學科，從距今約四千年前埃及紙莎草《艾德溫．史密斯紙草文稿》紀載的頭頸、上臂與胸部外傷，三千年前荷馬史詩《伊里亞德》和《奧德賽》裡提到拳擊、戰車比賽的傷害，提倡跑步後按摩的希羅迪克斯（西方醫學之父希波克拉提斯的師長），兩千餘年前《黃帝內經》中所載「墜墮、擊仆、舉重、勞損」等等，幾千年來古今中外例子俯拾皆是。近幾十年來由於運動競技和訓練更為高強度化、分工化，使得運動傷害也越來越多樣性與複雜。

當年剛從國外進修返臺診治患者時，也曾篤信「缺少、退化、感染」是疾病的主因，認為視野越小、探討更細的「化約、分析、實證醫學」是所有病痛的解答。但二十年來從幫助各類選手的經驗中卻發現，在運動中「超量、失控、失衡」更常造成傷害。若仔細觀察選手特性、分析練習與運動型態、注意均衡協調度，更容易做到「事先預防、整體考量和個人化治療」。所以對運動傷害的治療觀念，也從十多年前被動防守型的「問診檢查診斷治療」，逐漸演變成主動出擊型的「訓賽前評估、運動前測試、整體動力鍊分析預測傷害、治療從提高自癒力開始」。

書寫此序時剛好翻閱筆者十年前出版的《酸痛復健全書》，發現其中早已提倡一些重要觀念，例如，軟組織超音波對診斷傷害的重要性、不用類固醇抗炎藥的增生治療，以及分析疼痛至為重要但卻常被忽略的交感神經，近幾年已經逐漸受到同儕重視與運動員接受，甚感欣慰，但也不禁思考：面對不停演變、慢性複雜化的運動傷害，未來我們還能做什麼？

我認為：複合式問題需要整合型解答。善用「精準醫學」有效預防傷害發生，用「動力鍊分析」拆解難治慢性運動傷害，「提高自身修復療癒力」以預防復發，以及考量「環境與飲食對人的整體影響」等議題，應該需要更多人關注，因此將近年來在臺北市運動選手健康管理中心、嘉義長庚和左營國訓中心三地診治各類運動員國手的心得，結合先前所學的肌痛症治療以及國內外演講授課的內容，整理成此書和大家分享，內容包括如何拆解運動傷害原因、臺灣常見十大類別運動與運動傷害、依身體部位介紹傷害、特殊族群的運動等，希望能收拋磚引玉之效。

如果說十年後的這本新書能再有什麼突破，我想應該是整合升級版的全人醫療、運動營養和全新的動力鍊3.0吧。

本書核心觀念之形成不敢獨居其功，要感謝這些敬愛的師長：啟蒙我復健醫學全人醫療的黃美涓院長、鄧復旦主任，運動醫學道上一路提攜指導的周適偉部長、林瀛洲總召、葉文凌主任，手把手帶我鑽研肌痛症診療的洪章仁教授，開啟我國際視野的呂綸教授，教我基本功練起氣劍體合一的劍道恩師吳金璞老師，授我太極拳精義的周鴻猷伯父，以及多年來一起征戰各地的國家隊教練、運動員、防護師、護理師伙伴們，是您們的無私分享與親身經驗教導，才有現在逐漸成長的我。

最後再次感謝遠流出版公司諸位伙伴的協助，攝影大師文創美芳賢伉儷默契十足的完美合作，李育昇教練專業到位的動作示範，世姪女Sunny負笈歐洲前再次拔刀相助示範，以及筆者所屬嘉義長庚復健科與長庚運動醫學團隊伙伴的全力支援。

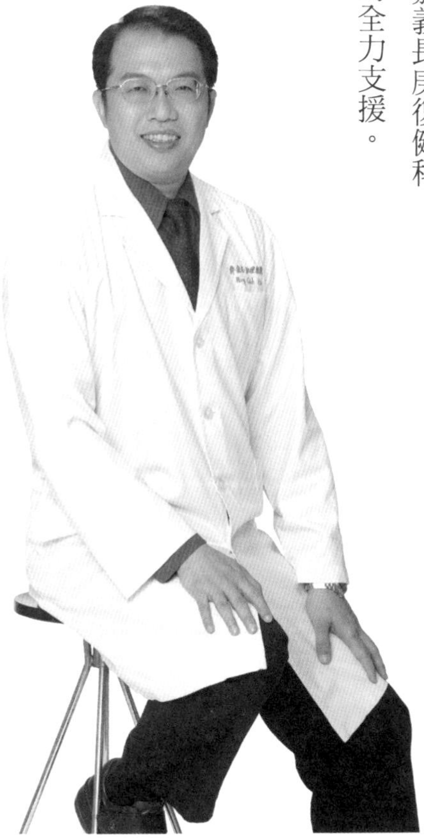

面對各種疑難繁雜的運動傷害，或許會因為困難棘手而氣餒、久治不癒而失望，但只要抱持善念熱情不忘初心，就能持續前進。

我們要眼界寬闊、平心靜氣、用自己的速度走自己的路，就能站得越高看得越遠，不斷超越自我。

前言

正確解析運動傷害與疼痛原因

運動傷害通常是結果，除了急性傷害（扭傷拉傷頓挫傷）之外，通常可以用下列方法拆解原因，也是我們臨床觀察選手與病患的重點。

靜態分析

先想像人如同布偶，頭頂尖處有個隱形線將人整個拉起，在自然站立時，人體正常姿態從側面看來應為：

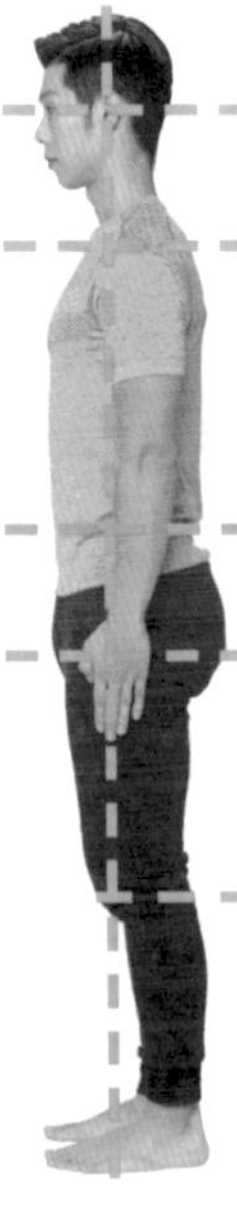
耳突
肩斜方肌最高處
腰椎前方
腰椎前方
膝關節前方

垂直線會通過兩側耳突連線後（耳道前的突起，連線中點就是頭顱重心）。

往下會通過兩側肩膀斜方肌最高處的稜線脊。往下依序到腰椎前方、髖骨頂點沿股骨往下，到膝關節前方，到外踝關節中間。

在此姿勢下骨骼肌肉處於平衡狀態，對脊椎的壓力相對最小，因此平常最好也能維持這種姿勢。可用鏡子、拍照來觀察靜態姿勢，或請旁人協助觀察外，也可利用貼牆站的方式檢查。背靠牆臂站立，後腦勺、臀部與腳跟同時貼牆。然後感覺自己是否下巴往後縮，身體有無往前傾，肩胛是否也貼牆，骨盆有沒有兩側都貼牆。

靜態姿態下可從頭到腳，分段評估自己身體是否有不對稱、傾斜或不平衡的地方並記錄。由上而下可觀察：兩側後腦杓枕骨突起的連線、兩邊的頸側線、兩側的肩線、兩側的肩胛骨是否同樣平、兩側的腰凹處連線、兩側的臀底線、兩側的膝後膕窩連線、兩側的阿基里斯腱有無與地面垂直等，若高度都一樣高且對稱表示身體沒有歪斜。

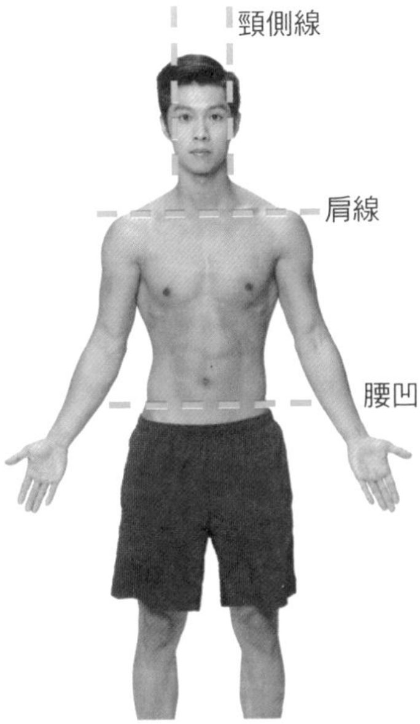

這樣的體態除了和大家印象中的「抬頭挺胸」有些不同外，比較接近太極拳中「身法八要」的「含胸、拔背、提頂、弔襠、鬆肩、沉肘」等概念。這些觀察線條的偏移，通常會造成附近的肌肉失調與代償，進而侷限甚至破壞運動中某些正常動作而造成耗能增加與組織受傷。

頭頸肩觀察重點：

正面：兩眼連線／頸線／肩線／鎖骨線／胸鎖關節突起

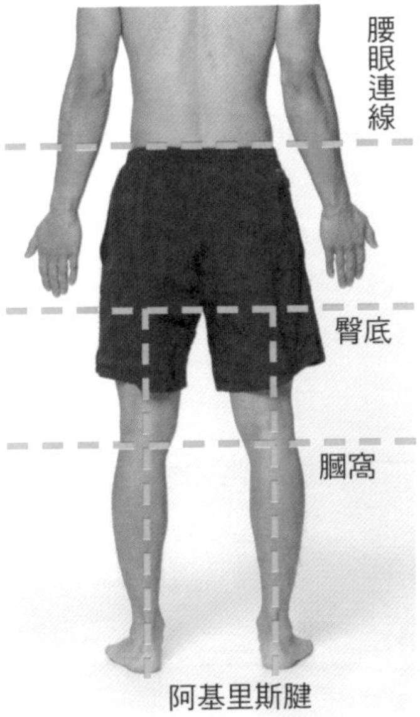

背面：枕骨連線／頸線／肩胛骨內側線／脊椎中線

側面：頸椎弧度／第七頸椎突起／三角肌線

背臀腰觀察重點：

正面：兩側胸肋線／側胸線

背面：脊椎中線／腰眼／臀線

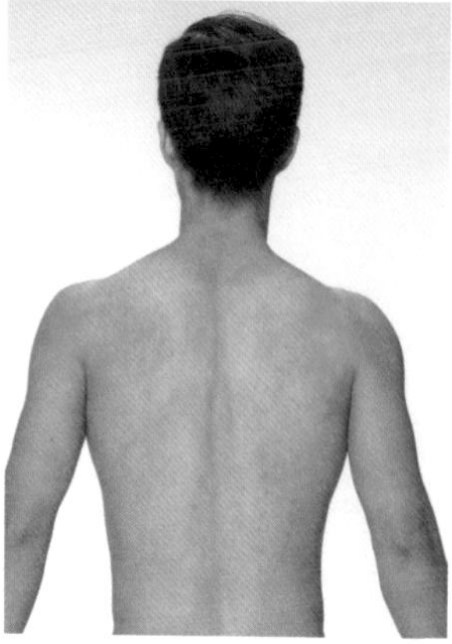

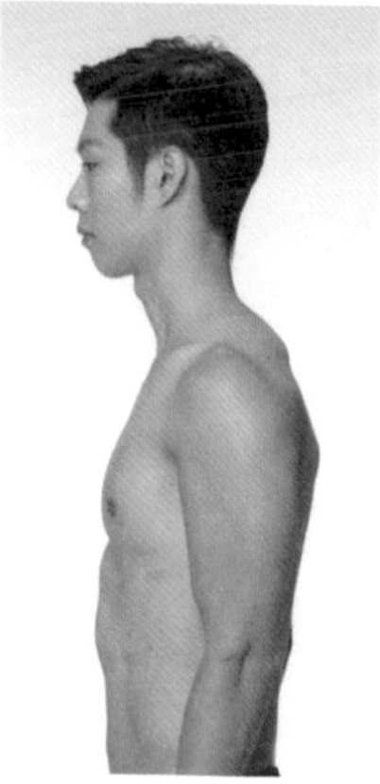

側面：腰椎曲度

腿腳足觀察重點：

正面：大腿與小腿夾角、大腿中線、腳趾肌腱線

背面：內外腿後肌腱、膕窩線、阿基里斯腱線

側面：內足弓、外足線

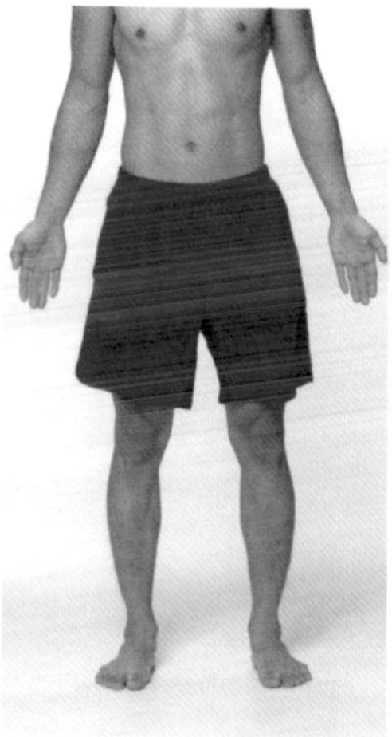

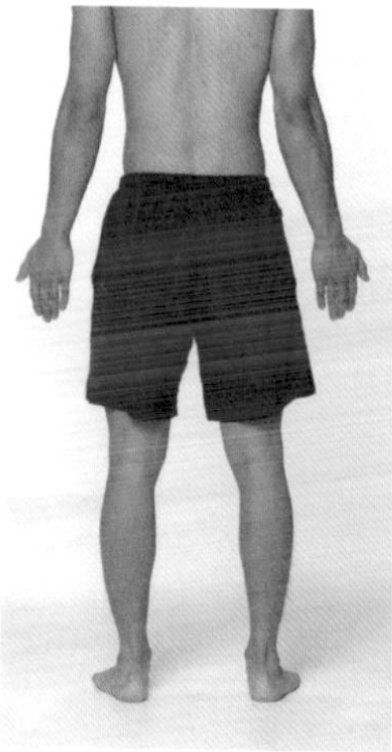

測量牆與頭枕部間距離：正常應可貼緊牆壁，且頸部有彎曲弧度出現。若大於3公分則可懷疑可能有胸椎或頸椎病變。測量肋骨下緣與骨盆間距離：受測者兩腳與肩同寬站立，雙手平舉，量肋骨最下緣與骨盆最上緣的距離，正常應大於5公分，若小於5公分可能腰椎有病變。

動態分析

我們最常做的運動就是步行。是抵抗地心引力在平衡站立下所做的移動，有許多元素包括脊椎骨盆的平衡、兩側腿腳肌肉力量相等都是維持正確步態的重要因素。有經驗的專科醫師可經由各種不同步態，來分析下肢甚至上半身的問題。這就是步態分析。

步行周期：觀察步行時的基本單位。是指從單腳跟著地，到同腳腳跟第二度著地的時期。

單步：單腳腳跟著地後，另一腳的腳跟再著地。兩腳跟之間的距離為步幅。

複步：單腳腳跟著地，同一邊的腳跟第二度著地後，兩腳跟之間的距離稱為步長。

支撐期：腳部著地的時期，在一個步行週期中約佔60％。另外，腳著地的瞬間為腳跟著地期，整個腳底接觸地面的瞬間為腳掌著地期，體重通過重心腳正上方的時間點稱單腳站立期，腳跟離開地面瞬間稱為腳跟離地，腳趾離開地面瞬間稱為腳趾離地。

擺盪期：腳步沒有著地的時期。分成加速期、擺盪中期、減速期，在一個步行週期中約佔40%。

雙腳著地期：雙腳同時著地的時期。

步頻是單位時間內的行走步數。一個步行週期的時間稱為一個複步時間，左腳或右腳的單步時間稱為一個單步時間。健康成人步幅（行走時左右腳的距離）約72公分（行走時右腳到下次右腳的距離稱步長為144公分），步頻約為一分鐘110個單步（左右腳踏步調），步行速度為每秒1.35公尺。不同年齡有不同的行走速度，而最舒服的行走速度（最適行走速度），也是身體耗能和關節磨損最小的速度。

步行和重心的關係

成人的重心約在薦骨前方，步行中重心移動有上下和左右以及旋轉三個方向。上下移動幅度約5公分，左右移動幅度約4公分，頭部左右移動幅度則比重心左右移動的幅度大約為6公分。同時也可觀察左右腳在步行時，有無髖關節晃動（上下），搖擺（左右），轉動（內外轉動）等現象，以及腿部腳部足部肌肉收縮與協調性。通常因此除了靜態觀察外更需要分析步態。

步行的關節動作

步行時，人的骨盆、髖關節、膝關節、踝關節都有不同角度的活動，如骨盆是前後傾、前後與上下移動，髖關節為屈曲伸展內收外展，膝關節為屈曲伸展，踝關節為背屈蹠屈旋前旋後，我們也可藉由比對兩側關節活動時的角度有無對稱以及疼痛、活動度受限等情形來分析何處關節受到損傷。

步行的肌肉活動

包括：臀部穩定肌群（代表為臀大肌、臀中肌、臀小肌、梨狀肌），腿部肌群（前方的股四頭肌、後方的腿後肌、外側的闊筋膜張肌、內側的半腱肌、半膜肌、股薄肌、縫匠肌），腿部內外側肌群（前側的脛前肌、伸趾長肌，外側的腓長肌、腓短肌、第三腓骨肌，內側的脛後肌、屈拇長肌、屈趾長肌，後側的腓腸肌、比目魚肌等），視不同速度的步行，兩側肌肉有無對稱使用、緊繃或者疼痛來分析。

動力鍊分析：精準解析運動傷害原因的工具

分析疼痛或運動傷害成因或尋找完整治療位置時，筆者常會使用此新觀念解釋。

「動力鍊」就是將人體皮膚、筋膜、肌肉等軟組織視同一連串掛於骨頭上有彈性相互纏繞連繫的橡皮筋，運動和傳遞動能時有固定使用順序，和運動軸心的相對關係如同弓弦一般（如同旋轉甩鞭子力量是從近端逐漸增加傳到末端，到越末端力量和離心力越大）。中醫的經絡穴道觀念、從西方文藝復興時期起的達文西、笛卡兒到近代Thoms Myers的《解剖列車》，都提過相似觀念，但仍不夠完整。

「肌筋膜動力鍊」，不光是線條，更像是節節相連的蓮藕或香腸、有拉動有旋轉更有聯動。皮膚張力、肌肉大小與張力、筋膜強度、節段內骨骼位置與強度、各節段的膨脹度（如藕段的膨脹程度、含血量、腔室壓力）、相對於運動軸心的運動速度，都會影響此條動力鍊活動時的軸向、力矩和運動特性。在動力鍊運作中，若有弧度減少或轉折角度最大處，衝擊力通常會累積在這些點筆者稱為「硬轉折點」。硬轉折點通常是累積性壓力堆積最多的地方，也經常是動力鍊上的疼痛點與可能最有效的治療點，要解套動力鍊引起的疼痛問題可從這些硬轉折點入手。

筆者也提出「動力區」觀念，就是在動作或運動時，身體有些特定部位會以整區為單位一起協同活動，因此相互平衡協調關係值得觀察探討以分析運動傷害原因。

例如頸肩部、骨盆髖關節、手腕、踝部等，產生動作時有前後內外上下的肌肉，在一組骨骼之上協同後產生動作，有如一個肉粽，粽葉代表皮膚，糯米代表肌肉肌腱，其內餡代表骨頭，從外到內缺一不可，有缺陷或弱點（如皮膚損傷、肌肉萎縮或骨折脫位等）則會影響整個肉粽的強度與形狀。又例如汽車的四個輪胎，若有任何一個輪胎漏風或打太飽（在人體就類似肌肉萎縮或張力增加）就會引起整台車行車方向偏移，造成開車方向盤需要更大力控制方向和耗油量增加。行駛速度更快時更容易磨損輪胎與控制不靈，例如肩膀運動軸心偏移後容易在肱盂關節產生夾擊症和旋轉肌損傷。

各節段的動能大小，也同樣會影響此條動力鍊上的各個部位。也就是說：肌筋動力鍊＝運動的整體單位，包括骨骼、肌肉、筋膜、韌帶、肌腱與外包的皮膚。舉例來說，筆者常看到許多右肩疼痛久治不癒的運動選手，同時有左側下背痛，經治療左下背痛同時可緩解右肩和右臂疼痛，而且在左小腿後方常可找到選手自己不曾發現的隱性激痛點，在「左小腿」、「左下背」、「右肩膀」、「右臂」四組部位依序治療後就能痊癒。

以肌筋膜動力鍊的觀念解釋，就是因為右手臂和肩膀為同一條動力鍊，運動時力量傳導沿中背部↓左腰↓左腿↓左腳至腳踝。因此在過度頻繁使用右肩右臂擊投球時，衝擊力與拉力會沿此動力鍊傳遞到左邊腰部（硬轉折點）造成衝擊力累積的疼痛，左腰因為同時要維持身體穩定與提供力量，張力也會增加產生疼痛，進而影響左側小腿後的腓腸肌與腳跟。因此運動傷害發生後，需要依著運動型態做個別的動力鍊檢查，才能找到完整病因進行治療。

以高爾夫球為例的動力鍊，可觀察是重心轉移是從腕↓臂↓肩↓胸↓對側腰↓臀↓腿↓腳↓足。其中若有節段動能傳遞不順，就無法順暢擊球。

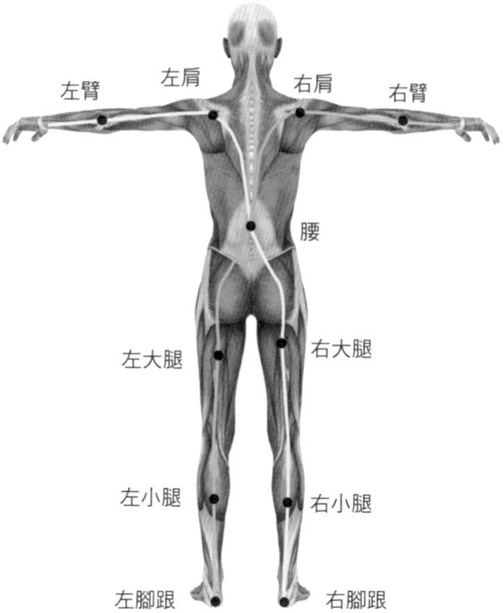

動力鍊分析運用在疼痛原因的探討上也很有效果，例如，扁平足會引起行走時足踝內外轉動的不穩定，造成小腿旋轉過多，影響膝蓋內外側韌帶，造成大腿內轉過多，引起髖關節和腰椎穩定肌過度使用，而發生髖臀腰的疼痛。接下來將介紹更多案例。

全身主要關節骨骼圖

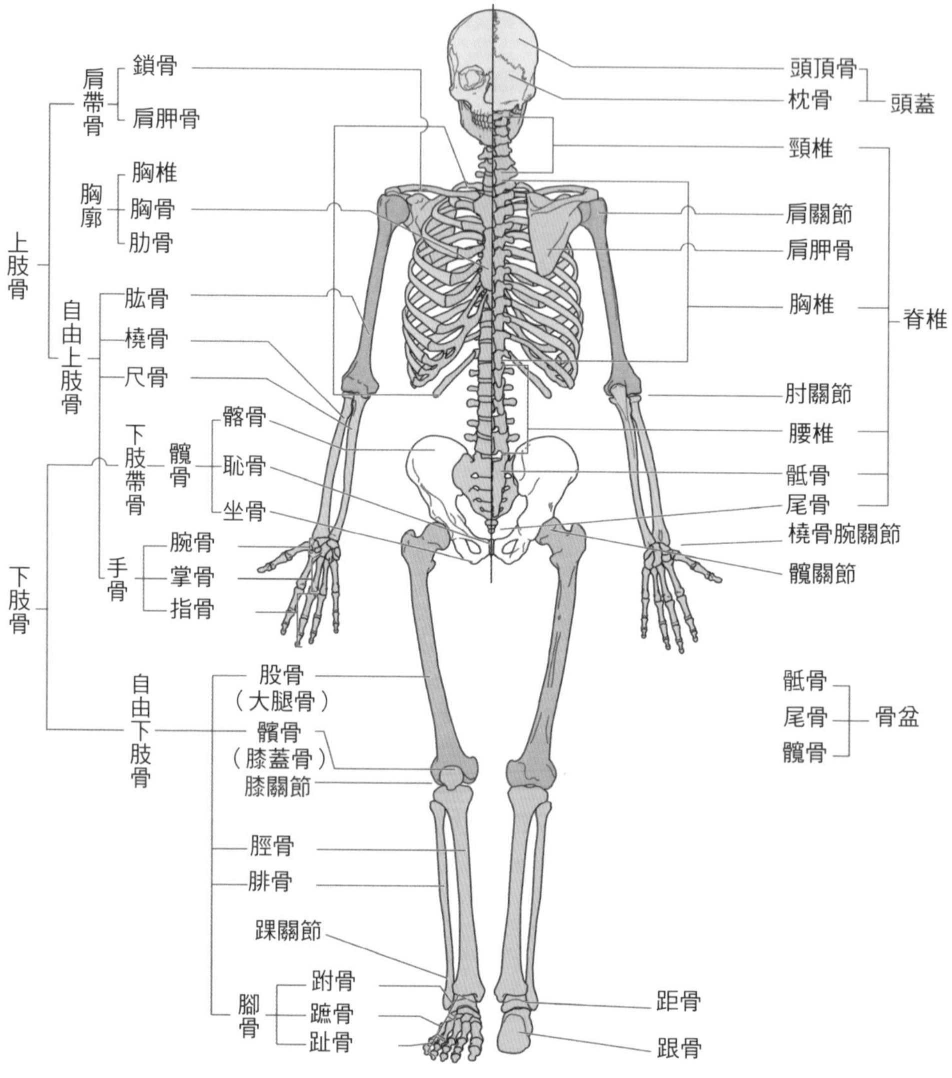

上肢骨
肩帶骨
鎖骨
肩胛骨
胸廓
胸椎
胸骨
肋骨
自由上肢骨
肱骨
橈骨
尺骨
下肢帶骨
髖骨
髂骨
恥骨
坐骨
手骨
腕骨
掌骨
指骨
下肢骨
自由下肢骨
股骨
（大腿骨）
髕骨
（膝蓋骨）
膝關節
脛骨
腓骨
踝關節
腳骨
跗骨
蹠骨
趾骨
頭頂骨
枕骨
頭蓋
頸椎
肩關節
肩胛骨
胸椎
脊椎
肘關節
腰椎
骶骨
尾骨
橈骨腕關節
髖關節
骶骨
尾骨
髖骨
骨盆
距骨
跟骨

第一部

常見十大類別運動與傷害

第一章 跑步運動

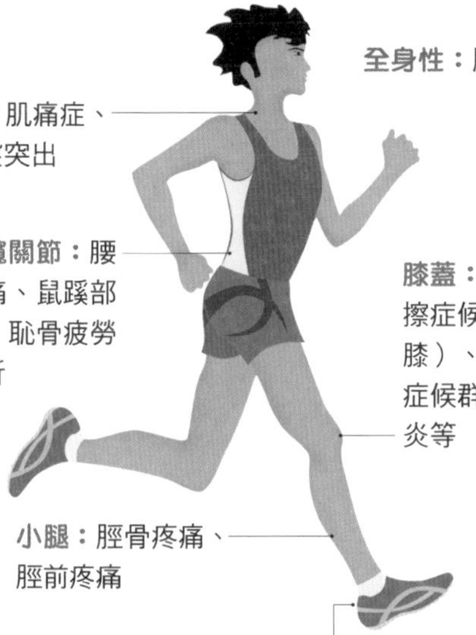

常見傷害分布圖

跑步運動容易引發的運動傷害

運動特色與傷害模式

跑步為最近十年來臺灣最流行的運動。從各式的城市路跑、半馬、全馬、越野等都屬於此。跑步屬於大肌肉群有氧活動，能有效改善循環系統和呼吸系統的機能，增強心肺耐力。此外，跑步時骨骼必須承受身體或其他額外的重量，屬於「負重運動」，活動時骨骼的受力增加，使骨細胞與其他有利於骨骼生長的因子活躍，因而刺激骨骼生長。健行及大部分的球類運動也屬於負重運動，對預防和改善骨質疏鬆症有一定的益處。

雖然能增強心肺耐力，預防骨質疏鬆，但不少人未蒙其利卻先受其害。究其原因，可以從內在因素與外在因素談起。

跑步傷害的內在與外在因素

年齡、性別、先天結構與體能，都是造成跑步傷害的內在因素。跑步導致的運動器官損傷大部分發生在35歲以上的跑者身上，例如肌肉或肌腱的疼痛疾患好發年齡在40～50多歲，骨骼或關節的疼痛疾患60歲以上的人會大幅增加，主要原因是老化造成的組織退化。在性別因素上，女性跑者因為骨盆較寬，足部著地時容易過度內旋，腳踝從外側凹進內側，對足部的負擔比較大。

跑步距離、姿勢與路徑還有防護方式，則是造成傷害的外在因素。不少民眾對跑步有幾項迷思，例如認為要鍛鍊長跑的能力必須天天練跑，其實跑步距離越長受傷機率越高。每周跑步不該超過65公里，且不要天天練跑，每周最好休息一兩天。若只是為了健康因素運動，每天步行7千至1萬步，或每周3次、每次30分鐘的慢跑，心跳達到130下、距離大約2公里，就達到有氧運動的標準了。

跑步姿勢採取大步幅的跑者，髖關節與大腿肌肉容易拉傷，小步幅高步頻的跑者，則容易發生足底筋膜炎或小腿骨疲勞性骨折的問題。另外，雖然跑步的時候，感覺兩腳同時推進，但人其實都會習慣把重心放在某一邊的腳，以60公斤的成人來說，平時雙腳站立，一隻腳各承擔30公斤重量，但跑步時不可避免會有單腳躍進的動作，加上重心偏移，兩側腳承重比例可能差3～4倍，確實可能造成關節傷害。

關於跑步路徑的選擇，練跑時盡量跑直線，若總是在同一路徑或操場的跑道上練跑，應順時針、逆時針輪流換方向跑，讓重心不偏移和雙腿的受力均衡。

運動醫學新概念

參加路跑者缺乏賽前訓練、熱身不足與未做好防護也會造成傷害。先前的觀念是運動前充分伸展拉筋可以預防跑步傷害，其實，過度牽拉、柔韌度過大，反而引起的關節鬆動，更容易造成傷害或影響表現。以跑步來說，研究顯示柔韌性較差者在同距離速度運動下，耗氧量還較柔韌性高者要來的少，要增加肌肉的延展性，其實提高溫度就有效果，因此跑步前「暖身」效果優於牽拉伸展。

《美國內科學會期刊》（JAMA）曾公布五大路跑常見運動傷害，包含①髂脛束摩擦症候群（俗稱「跑者膝」）、②髕股骨疼痛症候群、③脛前疼痛、④阿基里斯腱炎及⑤足底筋膜炎，這些運動傷害可以透過事先了解自己的內在因素，配合適當的防護，就能將機率降到最低。

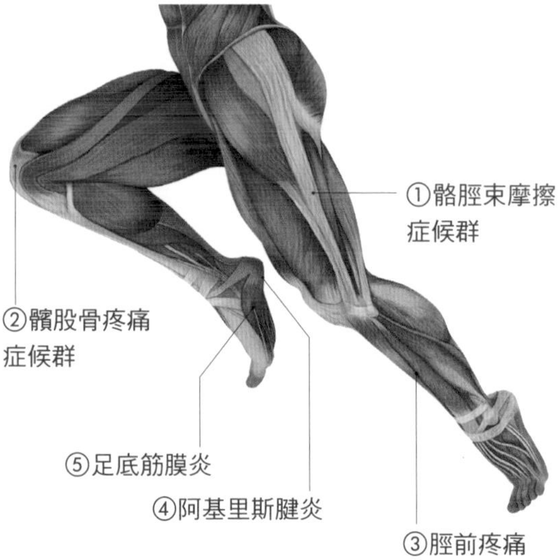

我曾收治過一名20多歲的女大生病患，因學校體育課要求參加路跑，她在練跑後

出現膝蓋、腰、臀部肌肉疼痛來就醫。經過X光檢查發現膝蓋軟骨並無嚴重磨損，再經進一步檢查，發現原來她有扁平足，卻沒選擇適合的鞋子，缺乏肌力訓練而受傷。扁平足會造成足底吸震能力較差，跑步時膝蓋承受較大壓力，以致在跑步後出現膝蓋疼痛，所以建議使用治療足底筋膜炎的中足減壓墊，並選擇適當的慢跑鞋，不適明顯減輕。

這種不重視防護的問題，也常出現在長輩身上。銀髮族最常見的問題多為膝蓋疼痛及足底筋膜炎，前者與膝關節退化有關，後者則與腳掌及腳跟的脂肪墊長年磨損有關，建議年長的跑者應選購適當的護膝及慢跑鞋，以減少運動傷害。同樣的，阿基里斯腱炎常好發於穿不適當的鞋子跑步，造成足跟肌腱磨擦受傷。

動力鍊分析精準找出傷害原因

短中長程各種距離的跑步經常產生不同程度與位置的傷害，還有不正確的姿勢、技巧、訓練方式、動力鍊的使用、重心軸線的偏移都會產生各種運動傷害，在治療運動傷害時最好一併檢討才能避免復發。

我曾收治一位女性跑者，她是全馬賽事的常勝冠軍，長年為反覆發作的深層臀部疼痛所困擾。在各地診治總是效果不理想，常常在治療後改善一些但又很快復發，經由其他跑友介紹來我的門診。病史詢問當中發現她的賽前準備賽後保養都做得很好，最近沒有發生運動傷害，經理學檢查身體也無明顯激痛點與不對稱，各樣輔具、跑鞋也都講究人體工學（果然是冠軍高手）。正思考問題點在哪裡時，患者的補充說明提醒了我：「平常自己按壓也不會痛，就是每天跑超過10公里就開始痛，休息一下就會恢復了。難道是上天要我放棄跑步嗎？」

找到關鍵了。她的運動軸心沒有偏移、動力鍊使用順序雖然無問題，但動力鍊各個節段間的「力量傳遞差異比例」可能有問題。

我從她慣用和輔助的兩側動力鍊逐段分析，果然發現在動力鍊傳遞中，她的力量從腿↓臀↓腰傳遞時，在臀部的力量減弱了。再做一次步態分析果然發現問題：她走路甚至快走時，臀部前後旋轉上下移動距離雖然相同，但跑步時偏移過大。也就是相對於肌耐力足夠的腿腳和腰背肌肉而言，她臀部穩定肌的肌耐力稍微低下，這在平常走路或短程跑步的影響很小，但長程路跑就會出現明顯疼痛。

這類積累性的疼痛，通常在跑完長途後才會出現，休息後就消失，所以自己也找不到。我請她下次跑長程後即刻找痛點是否如我所指出的，後來她回覆了，果然發生在預測的位置。經過針刺激痛點，再加上居家自我臀部穩定肌強化耐力運動，現在她又能重回長途跑步隊伍了！

常見傷害部位

頸肩上背部

如果跑者本身有前頭姿或脊椎側彎的不良姿勢，在跑步時都會增加脊椎壓力，造成頸背部穩定肌肉群與韌帶過度使用而造成肌筋膜疼痛症（簡稱「肌痛症」）。頸椎生理弧度較低者，會造成背側肌腱韌帶

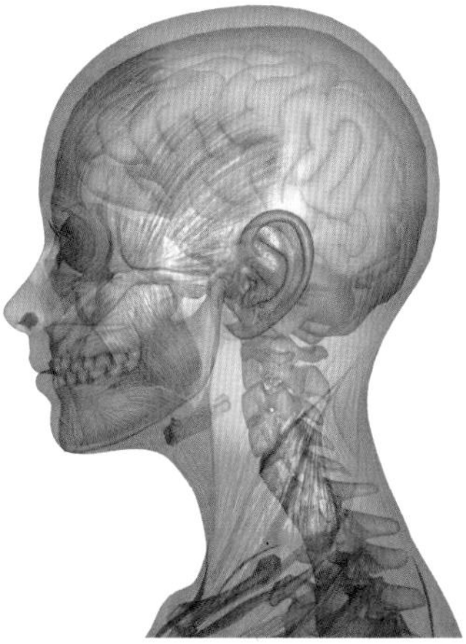

頸脊椎生理弧度示意圖

壓力過大和脊髓牽拉而疼痛，嚴重者可能會有椎間盤突出。而肩膀若長期往前容易形成圓肩，會造成胸大肌伸展不足，背後肩胛肌過度拉扯，影響呼吸效率與產生肌痛症。

腰背髖臀

如果跑者是脊椎側彎、骨盆前傾或前後傾斜的不良姿勢，會造成跑步時耗能增加和關節磨損，最常見就是髖關節與腰薦脊椎的壓力增大，導致疼痛。另外長距離跑者因長時間反覆摩擦，側面容易有彈響髖、大轉子滑囊炎，後背可能會有髂腰韌帶磨損、臀皮神經 ，臀部容易發生梨狀肌症侯群。反覆過度使用可能會有髖關節退化與股骨髖臼夾擊症。短跑者若憋氣用力容易有腹股溝疝氣。

大腿

跑步前若沒有足夠熱身，可能引起股四頭肌與腿後肌的拉傷或者撕裂傷。另外，腿後肌肌腱與小腿腓腸肌在膝蓋的交叉處，也可能因摩擦而發炎。女性選手因骨盆較寬加上未充分放鬆，可能引起外側的闊筋膜張肌肌痛症與髂脛束摩擦外側髖膝關節，人體大腿外側有一條肌肉群名為「髂脛束」，在跑步時會不斷摩擦髖膝外側，特別是在臀部及大腿外側肌肉緊繃時更嚴重，進而發炎，造成臀部、膝蓋外側疼痛。

膝蓋

長途跑步加上股四頭肌未放鬆，可能造成髕股骨疼痛症，產生前膝疼痛，好發於女性，因為女性骨盆與股骨較男性寬大，先天容易髕骨外翻，髕骨持續磨損也增加膝蓋退化性關節炎的風險。而跑步時不慎扭轉或扭傷，可能影響十字韌帶與半月狀軟骨。青少年跑者更需注意膝關節生長板的受傷。

小腿

跑步過程中，由於反覆提起腳趾與足背，前側脛前肌的收縮摩擦容易產生內脛壓力症。先前有受傷者可能因長時間跑步造成下肢循環回流不佳，形成慢性腔室症候群。至於脛前疼痛的症狀，為小腿內側疼痛。主要因為運動後腿部後肌肉群疲勞，吸收地面產生衝擊力的能力降低，並將壓力轉移至小腿附近的骨膜與骨頭，造成過度牽拉所引起的發炎。

踝、足與腳趾

長途跑步時的反覆踩踏容易產生足底筋膜炎、足跟脂肪墊磨損、足跟神經壓迫（踝管症候群）及後跟肌腱炎或滑囊炎。有扁平足的跑者，中足的蹠跗關節韌帶也容易磨損發炎，趾間肌因維持足部抓力容易產生肌痛症。長時間跑步者的足部疼痛都應該注意有否掌骨的壓力性骨折。反覆踏地也容易造成腳趾根部的蹠痛症。太緊的鞋楦頭會壓迫腳掌，產生莫頓氏神經瘤或者大腳趾內翻、拇趾滑囊炎等。

這樣做，預防傷害

在進行跑步訓練或日常跑步前，如果可以注意下列原則，將跑得更順利更安全：

運動前的準備

適當姿勢與足具：跑步時須注意運動軸心、動力鍊都是平衡對稱。穿著合適的運動鞋、輔具（如足弓墊）與襪子，可以使足弓保持在合適的角度以充分吸收跑步時的衝擊力，並且避免長途跑步造成足跟或大腳趾關節摩擦。

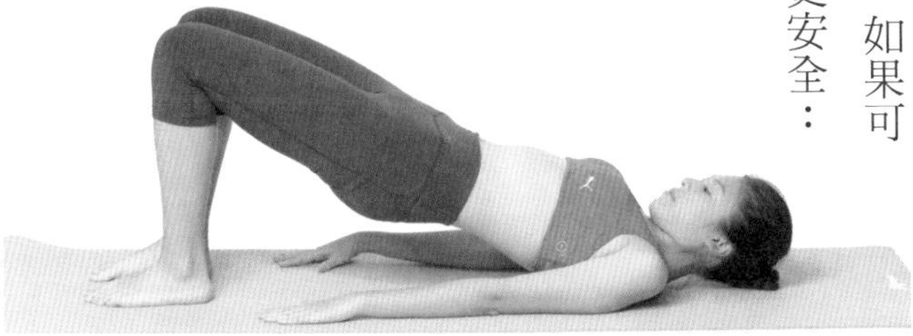

腰橋運動：屈膝仰躺，腳掌平放在地板。收緊核心肌群，慢慢抬起臀部，保持肩膀貼地不拱背，停留約5-10秒再放下。

熱身運動：在跑步前應該做足夠的暖身運動，特別是先前受過傷的話更要確實暖身。

正確鍛鍊內容：練習時可逐漸增加跑步距離（每週可增加10％）。同時配合完整肌力訓練與伸展訓練。訓練強度可照個人年齡與體適能狀況調整，並且要訓練核心肌群並保持正確姿勢以減少脊椎壓力，平時可做深蹲、棒式、腰橋等運動。

運動後的舒緩與強化

恢復柔軟度：長期在硬地跑步會造成膝關節傷害。可使用網球或滾筒自我按摩，放鬆並活動大腿的肌肉群並增加循環，以預防膝關節疼痛。

強化訓練：蹲舉槓鈴或正確的深蹲運動，有助於增加核心肌群與下肢肌力協調度，進而促進運動表現與降低運動傷害風險。

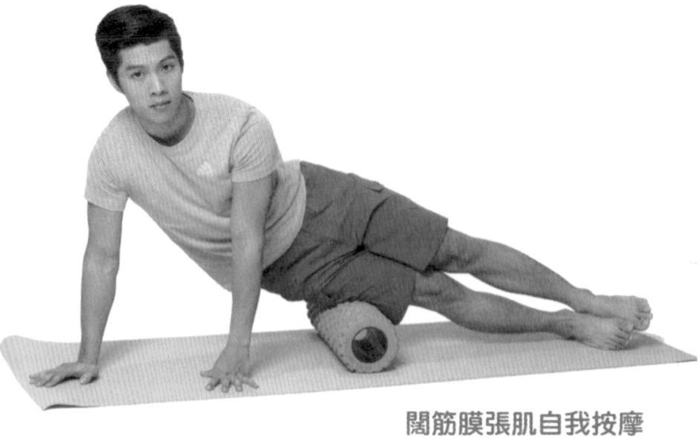

闊筋膜張肌自我按摩

爆發力與穩定度：單腿下蹲和深蹲可確保身體與大腿有良好的協調度，在跑步時會有良好支撐。

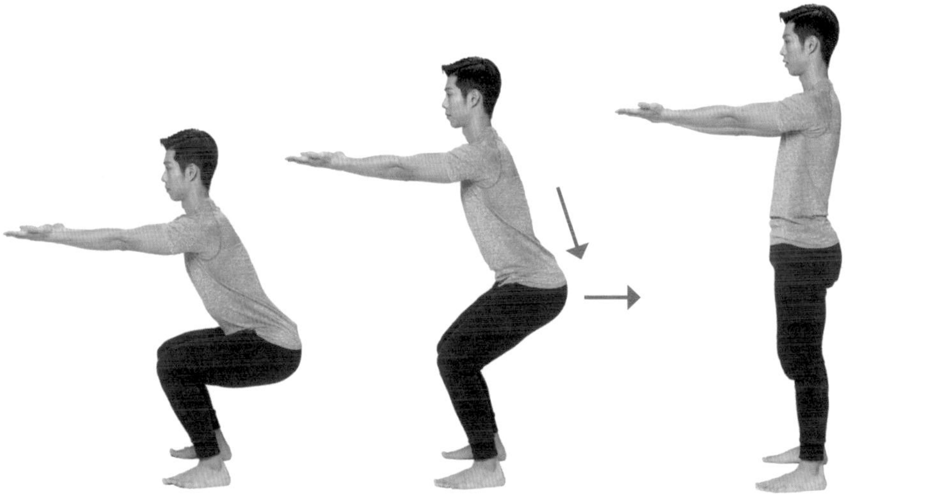

❶雙腳打開與肩同寬站立，雙手往前伸直，手心朝上。

❷像是準備蹲馬桶一般，彎曲髖關節蹲下。臀部往後推，膝蓋微彎不可超過腳尖，方向朝正前方。慢慢蹲下的時間約5-10秒，再停留約5-10秒，回復到站姿。

其他注意事項

路跑運動還有一項容易被忽略的，就是補充水分與食物的問題。最理想的狀況是，應於開始路跑前2～3小時喝下適量開水或運動飲料，避免跑到口渴再喝水，以免影響身體水分恆定機制的運作。

很多人認為跑前喝水，肚子太脹會影響運動效率，總是跑到口乾舌燥時，才喝下大量水分。其實水分流失會影響運動表現，也容易造成路跑途中抽筋。大量運動時，身體約會流失3％水分，以60公斤成人為例，大約減輕1.2到1.8公斤。

身體水分恆定機制若來不及運作，不但容易影響運動表現，也可能抽筋、腿軟或昏厥，十分危險。所以建議在跑前2到3小時，先適量喝水，讓身體保持水分充足的狀態。若路跑過程感到肌肉不適、疑似抽筋，可用牽拉的方式，幫助局部肌肉放鬆，若仍然不適，就應停止運動，不要用力按摩、揉捏，以免造成二度傷害。

美國運動醫學會中暑處理重點提醒

1. 即刻給予冷卻，冰水浸浴最好，如果無法做到可噴濕病患再吹電扇。重複到肛溫降到攝氏39度。
2. 避免使用退熱藥！腦部下視丘設定溫度是正常的，退熱藥可能加重肝腎損傷。
3. 避免用酒精浸浴，酒精導致的皮膚血管擴張會讓熱由全身吸收。
4. 監測核心體溫直到攝氏小於38度。
5. 可考慮使用安定文等抗焦慮藥物以控制顫抖並且預防癲癇發生。
6. 監測腎臟功能，有必要時要緊急透析。
7. 矯正持續性的電解質不平衡。
8. 檢測凝血功能72小時監測是否有溶血。
9. 大量補充水分，也要監測有無水分過量或低血鈉症狀。

第二章 自行車運動

運動特色與傷害模式

近幾年來自行車運動非常盛行，因為這不僅是增進肌力、肌耐力與心肺耐力的中度有氧運動，奮力踩著踏板享受馭風的快感的同時還能欣賞美景，所以深受國人喜愛。然而，並非「只要有腳就會騎單車」，無論是職業車手還是休閒自由派的車友，如果騎乘姿勢不正確，反而容易引發不同部位的痠痛或造成運動傷害。

自行車運動分成公路車、越野車、登山自行車等各多種車種，以及騎的路程長短、地形變化對身體的負荷都不同。而使用車子的設計與人車互動的狀況也會決定運動傷害的發生與部位。所以，選擇運動種類前先視自己的身體狀況而定。

自行車傷害的內在與外在因素

騎自行車不只是單單用腳踩前進，而是要運用身體的力量。人體被「設計」成應該是維持垂直的姿勢，因此一旦騎自行車時，身體太往前傾且維持同一動作太久，就會引發痠痛及肌筋膜發炎。很多人不懂得這個原理，而把力量分散至腳、手及頸部，長時間下來，當然會腰痠背痛、手麻、下背痛。這是因為沒有保持縮小腹、

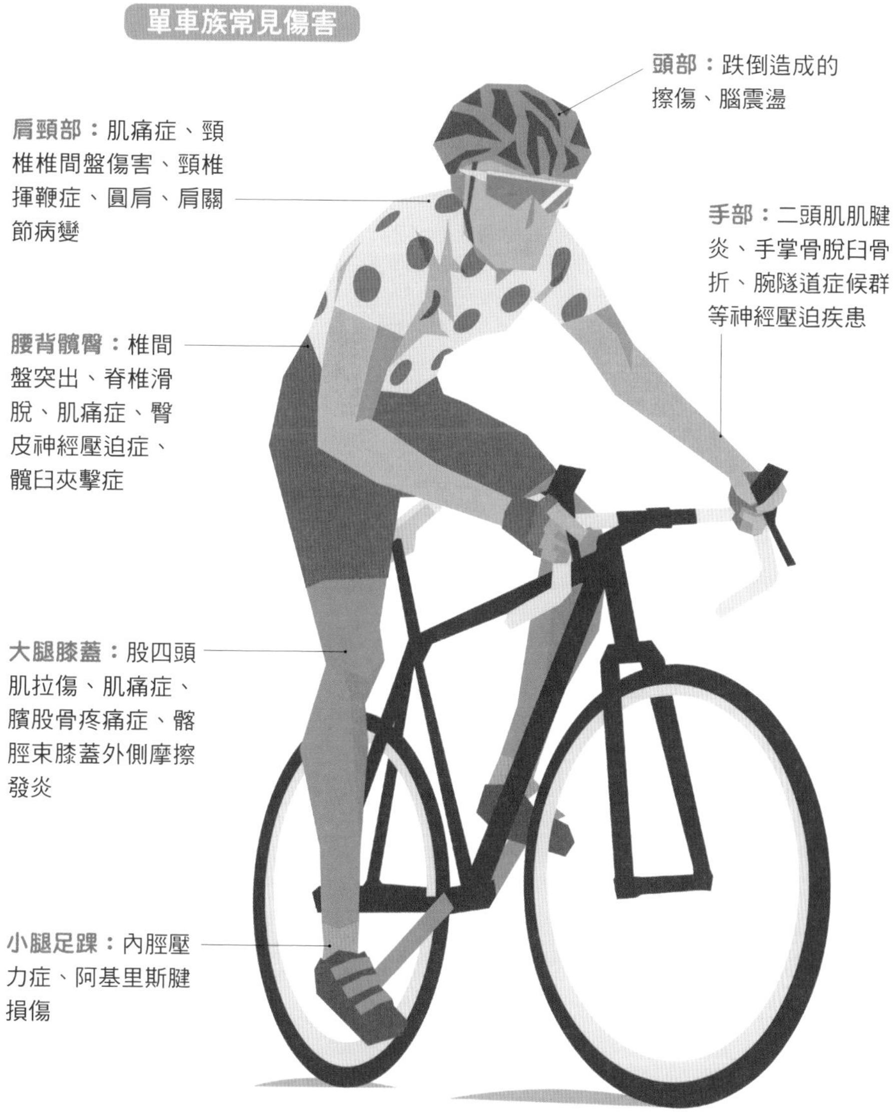
單車族常見傷害
頭部：跌倒造成的擦傷、腦震盪
肩頸部：肌痛症、頸椎椎間盤傷害、頸椎揮鞭症、圓肩、肩關節病變
手部：二頭肌肌腱炎、手掌骨脫臼骨折、腕隧道症候群等神經壓迫疾患
腰背髖臀：椎間盤突出、脊椎滑脫、肌痛症、臀皮神經壓迫症、髖臼夾擊症
大腿膝蓋：股四頭肌拉傷、肌痛症、髕股骨疼痛症、髂脛束膝蓋外側摩擦發炎
小腿足踝：內脛壓力症、阿基里斯腱損傷

立骨盆的正確姿勢，身體過度傾斜所導致。所以，每騎20～30分鐘，最好就要停車站在路邊活動活動，讓身體組織回復到「正常姿勢」，就可避免肌筋膜發炎。這是最重要的避免傷害的內在因素。

我在門診中也發現不少腕關節及肩頸疼痛患者，尤其是騎跑車型的人，把身體的重量都壓在手腕，就容易出現正中神經壓迫，導致手腕痛、手麻等類似腕隧道症候群症狀。而且由於身體放低，就常常有抬頭的動作，容易誘發頸椎問題。自行車引起的頸部疼痛原因，主要是因為把手過低、騎姿過低，造成看前方路況時頸部後仰角度過大，還有手肘打直手腕撐在手把上，握力過重，緊握煞車，使手肘不能彎曲，無法分散震動所致。

臀部、會陰的傷害，則多半來自坐墊過高，過度後傾，導致會陰及臀部與坐墊之間壓力較高。而膝痛症候群，則可能是因為踩踏板時，因為膝蓋太過朝內，以致拉到外側肌束，或是坐墊過低，造成膝蓋彎曲角度過大等因素引起。

另一個令車友不敢領教的傷害是會陰部神經壓迫，要選擇合適寬度的坐墊，太窄的容易壓迫會陰部神經。

運動醫學新概念

為避免騎車時施力不當加上路面凹凸不平持續震動造成的疼痛，請記得45度原則：手臂與背部最好保持放鬆不要打直，腰部微微彎曲45度最舒服；而腳踏到底的時候，略為彎曲會讓身體更輕鬆。

騎單車時骨盆立起可避免恥骨壓迫會陰，並能在踩踏中，向前抬腿帶動下半身肌肉；為了更有效拉動大腿肌肉，拱背可使你脊椎彎曲，胸椎處的肌肉易於連接上大腿，連續拉動踩踏動作的肌肉群。

騎單車時，重點擺在下半身肌肉，將所有氣力都放在腿部動作上，如果上半身是緊張、沉重的狀態，雙手呈現緊繃，連帶上半身的每個部位（下巴、肩、背等）都會變得僵硬，導致花費太多力氣維持平衡，長時間下來又痠又痛，也很消耗體能。

動力鍊分析精準找出傷害原因

同樣運動、同樣訓練強度在不同人身上會有不同的結果。我曾在門診遇過一對喜歡騎車的父子，他們也是經由其他車友介紹來看反覆發生的膝蓋疼痛。經過討論使用車輛、騎車方式與距離，再分析動力鍊，初步找出了爸爸的膝蓋痛原因，是股四頭肌收縮時力量方向不平均的髕股骨疼痛症（歐許氏症），經由建議強化運動與調整騎車姿勢就解決問題了。父親如釋重負說：「那我兒子應該一樣，照這些建議運動就可以囉？」

經過檢查後，答案並非如此。同樣是騎自行車，大人和小孩的膝蓋痛表面看來位置接近，但致病機轉不同、診斷出的原因不同，治療方式當然也不同。

原來這小朋友和父親騎車距離差不多，他的肌力相對於體重與車子是足夠的，可是因為車子稍小，因此他每次踩踏的深度與頻率比父親多，因此他的髕骨疼痛主因是膝蓋骨前的滑囊過度摩擦而發炎。

所以，同樣膝蓋前疼痛，父親得做股四頭肌平均的強化運動，但兒子不需作相同

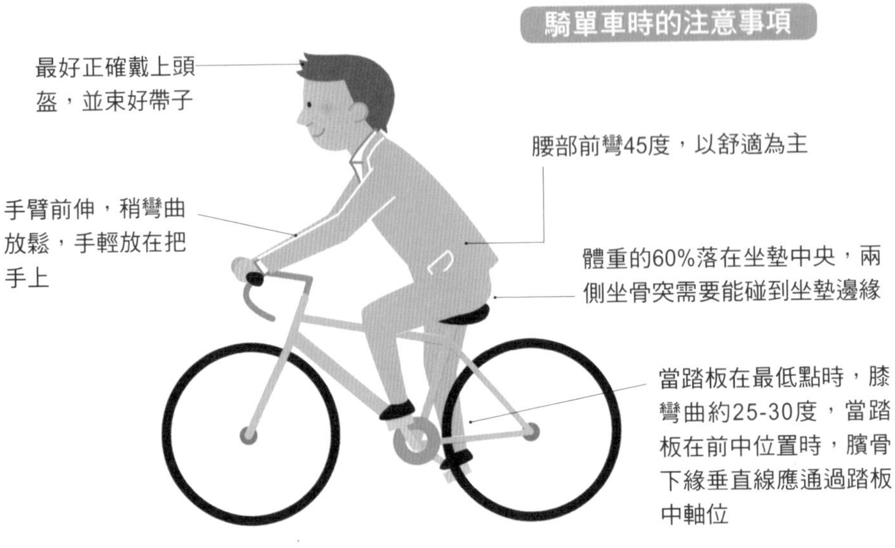
騎單車時的注意事項
最好正確戴上頭盔，並束好帶子
腰部前彎45度，以舒適為主
手臂前伸，稍彎曲放鬆，手輕放在把手上
體重的60%落在坐墊中央，兩側坐骨突需要能碰到坐墊邊緣
當踏板在最低點時，膝彎曲約25-30度，當踏板在前中位置時，髕骨下緣垂直線應通過踏板中軸位

運動，只要換夠高的腳踏車和足夠的休息，若和父親一樣多做強化運動只會更痛。

常見傷害部位

頭臉部

包括曬傷、光刺激眼睛、跌倒造成的傷害如頭臉部擦傷、腦震盪等。

頸肩背

由於騎車時頭頸背都是往前姿勢，對脊椎壓力增大，因此相對頸部肩背的穩定肌肉群（如提肩胛肌、上斜方肌、闊背肌等）過度使用產生肌痛症，以及頸椎間盤壓力增大，突出與退化機會增加。意外跌倒時可能造成頸椎揮鞭症、鎖骨骨折、及肩膀三關節（肩盂、胸鎖和喙鎖關節）的韌帶撕裂與關節鬆脫。

肩胸背

長時間騎車會產生圓肩姿態，因此容易造成胸大肌緊縮，肩胛肌繃緊產生肌痛症以及神經牽拉造成下肩胛神經壓迫，若受傷未適當復健則容易有手臂旋轉軸心偏移，產生肩關節唇病變與肩夾擊症。若跌倒撞擊或扭傷也容易有旋轉肌撕裂傷與發炎。

手臂肘腕掌指

手臂長時間打直姿勢下騎車，容易造成肘夾擊症與二頭肌肌腱炎。長期抓握手把容易有外側上髁炎。若跌倒時以手掌撐地，則容易有手腕掌骨的脫臼與骨折，三角纖維韌帶軟骨複合體的損傷。長時間手腕伸展與壓迫在手把上，則容易造成神經壓迫（如腕隧道症候群為正中神經壓迫，蓋氏隧道症候群是尺神經受壓迫）。

腰背髖

長時間彎曲腰部，脊椎壓力增大容易有椎間盤突出、脊椎滑脫、棘間韌帶炎：背肌長時間拉扯繃緊容易有肌痛症、臀皮神經壓迫症；反覆踩踏板容易有髖部大轉子滑囊炎、彈響髖與關節唇病變。

腿膝腳

衝刺時用力踩踏，容易造成股四頭肌的拉傷，在大腿外展下反覆踩踏，容易造成闊筋膜張肌與股薄肌相對張力不平均而產生肌痛症。膝關節過度使用容易產生臏股骨疼痛症，以及髂脛束在膝蓋外側的摩擦發炎疼痛。

小腿足踝腳趾

用力踩踏衝刺容易造成小腿腓腸肌的拉傷，反覆提起腳趾與足背，前側脛前肌的收縮摩擦容易產生內脛壓力症。小腿肌群過度使用，容易造成阿基里斯腱的損傷與足跟滑囊炎。反覆踩踏容易造成腳趾根部的蹠痛症。太緊的鞋楦頭會壓迫腳掌，產生莫頓氏神經瘤或者大腳趾內翻、拇趾滑囊炎等。

這樣做，預防傷害

騎乘自行車時一定要戴頭盔以避免頭部撞擊傷。手腕與腳踝也需要帶護套避免扭傷。可擦防曬與墨鏡避免曬傷與眼睛光害。長距離自行車賽，肌耐力很重要；短距離衝刺賽，肌力與爆發力很重要。因此訓練時要依據運動特性來作鍛鍊。

運動前的準備

運動前後應該遵循動力鍊方向，做伸展運動及輕鬆（不往前伏下）的騎乘姿勢作為熱身與和緩運動。騎完後記得做反向伸展與牽拉動作（例如往後仰伸懶腰的動作）。

運動後的舒緩與強化

保持訓練：記得鍛鍊完要做頸背腰的反向伸展操，手臂與腿腳則可使用網球或滾輪按摩後做伸展可減少疲勞性傷害。另外可鍛鍊肩關節與髖關節穩定肌群，強壯的骨盆肌有助於維持良好姿勢與減少背部疼痛。

鐘擺運動：手臂下垂，輕輕握拳或握啞鈴，將手臂前後或左右擺動。

柔軟度：自行車運動者常有腿腳肌肉緊繃的問題如髂脛束、腿後肌、腓腸肌等。網球按摩、滾筒運動與自我按摩都可幫助腿腳肌肉的放鬆，以減少膝踝關節疼痛（如下圖）。

強化訓練：由於特殊的伏屈姿勢，頸肩腰背和腿部肌群穩定度與強度夠可增進運動表現，並且預防傷害。深蹲與槓鈴運動很適合增進腿部肌力。

爆發力與穩定度：背部的核心肌群運動，如深蹲操可以預防下背痛與脊椎滑脫。

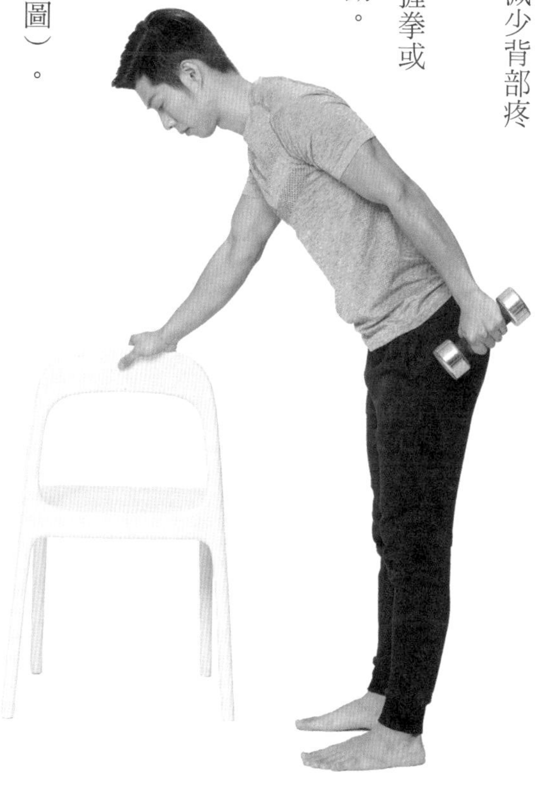

手臂鐘擺運動

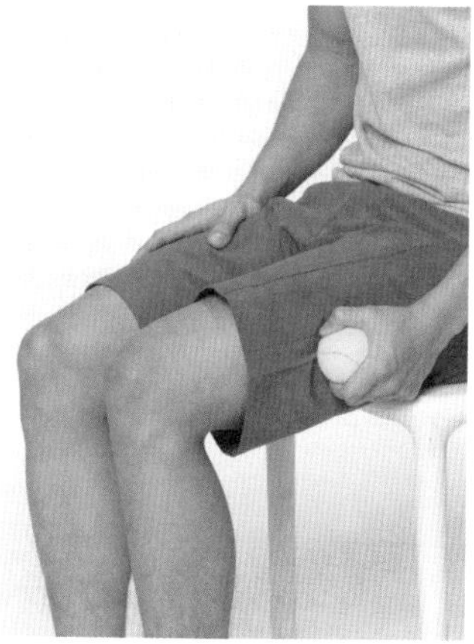

闊筋膜張肌網球自我按摩

其他注意事項

另外要注意，車子輪子的高度不能過高，因為人體在正常行走的情況下，重心應該在肚臍下2公分的位置，而騎自行車時，因為身體前傾會造成重心偏離太多，如此一來，車子一倒就無法穩定住，而造成摔傷，引起骨折或扭傷，改善之道，是輪子不要太高，最好維持坐在座墊上時腳仍能撐在地上的高度。

而要預防肩胛骨間神經夾擊，以及頸椎神經的壓迫，則要避免頸椎往前太久，握把如果太低則要提高，而自行車的中間橫槓不要太長，即可避免脊椎重力壓迫太超前，而握把提高，也能減少為了保持眼睛朝前方直視時，頸部必須過度用力往上抬的動作，引起頸部痠痛。

關於自行車運動，最重要的防護措施，就是用正確的方式施力，用全身的力量前進，選擇適合自己身形的腳踏車，這樣才能享受馭風前進的快樂。

第三章 揮拍類運動

網球、羽毛球、桌球

運動特色與傷害模式

網球屬間歇性高強度的運動，包括了有氧和無氧體適能。運動中10％至30％是非週期性無氧運動，70％至90％是有氧恢復階段。每次發擊球可能僅持續3～8秒，完成整個比賽可持續3小時以上。

比賽中需要速度、耐力、爆發力、靈活性、反應時間與速度、敏捷性與協調等，

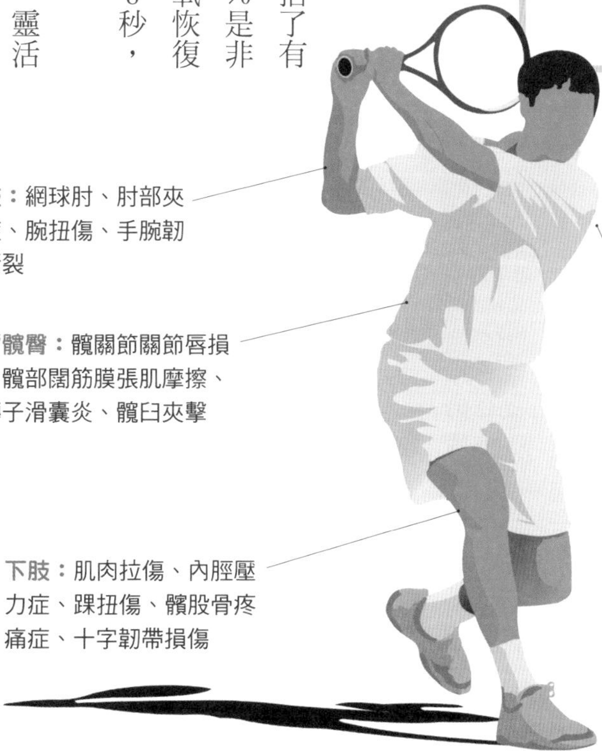

動作包括短跑、扭轉、斜跑、滑行、跳躍與三急動作（急跑、急停、急轉彎）。單打網球時心率可超過平均160次，超過最大心率80％以上。根據空調、年齡、性別、發揮力度、補水狀態和環境，網球選手會消耗每小時達0.5～2.5公升的水分。

網球運動傷害當中，下肢和脊椎佔50％以上。職業或選手級的運動員多半是下肢和脊椎的運動傷害，而休閒運動者則大多只是下肢，多數傷害是扭拉傷或重複性超負荷損傷引起。為了避免傷害，合理訓練應包括有氧與無氧體適能、漸進性訓練加強關鍵肌肉群，包括核心肌群、肩胛穩定肌和骨盆穩定肌。

動力鍊分析精準找出傷害原因

如果有觀看過網球比賽，應該會注意到球員的動作順序：拋球→最大肘屈→旋轉手臂至拍子最低→最大肩外旋→肘伸直擊球→減速完成揮拍。這時動力鍊的傳遞是：力量由身體多組肌肉協調收縮與旋轉，從地面→小腿→大腿→臀部→腰部→肩膀→上肢→手肘→手腕，至球拍擊出網球。

肩膀受傷的選手，在傳遞動能到網球的過程，動力鍊偏移造成能量轉換流失，因此球速與擊球準度會降低。同時造成上肢活動時順暢度受影響，增加過度使用損傷。同理，下半身腿腳受傷後，同樣會造成擊球過程重心偏移，順暢度受影響，下半身的膝、髖、腰等關節容易受傷。腰背疼痛同樣也會造成能量從腳傳遞到手的過程出現問題。

常見傷害部位

頭頸部

揮拍時過度抬頭與旋轉，容易造成頸部小面關節症、神經根壓迫與脊椎後的韌帶肌肉拉扯受傷。

肩背部

超過35％的少年網球選手和50％的菁英運動員在運動生涯都會發生肩膀疼痛。肩痛的常見原因有三者：頸神經壓迫引起的轉位痛、夾擊症和肩膀不穩定。由於長時間下垂和慣用側的肩旋轉肌胛帶重複使用，造成單側肌肉肥大，導致肩膀旋轉軸心偏移造成附近關節磨損，與肩胛肌肉的持續拉伸，而造成俗稱的猩猩肩。

小面關節症引起的轉位痛

頸椎
椎間盤
關節囊

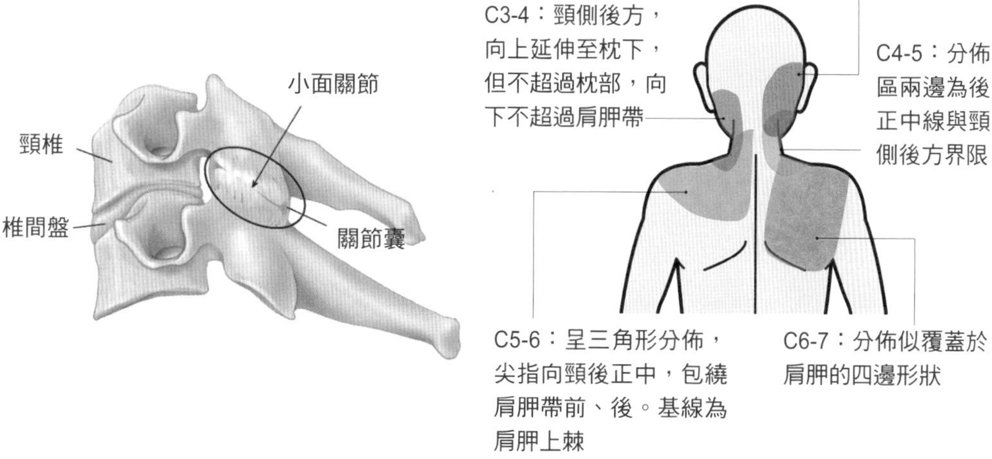
C2-3：疼痛位於上頸部，延伸至枕部。嚴重者擴大至耳、頭頂、前額或眼睛

C3-4：頸側後方，向上延伸至枕下，但不超過枕部，向下不超過肩胛帶
C4-5：分佈區兩邊為後正中線與頸側後方界限
C5-6：呈三角形分佈，尖指向頸後正中，包繞肩胛帶前、後。基線為肩胛上棘
C6-7：分佈似覆蓋於肩胛的四邊形狀

肩旋轉肌袖炎是肩部疼痛最常見原因，源自、反覆的揮拍運動。年輕球員肩旋轉肌袖炎常是因為肩不穩定造成，而資深球員常因為後肩關節囊緊繃、夾擊症、骨關節炎（喙鎖關節炎）和不穩定所造成。肩關節不穩定常因為肩胛穩定肌群和外旋肌群肌力降低、內旋柔軟度下降有關。發球、過肩擊球、高截擊等動作容易產生肩峰與肱骨頭間的肩旋轉肌袖和滑囊夾擊其中造成夾擊，而造成發炎、活動度受限，甚至是肌腱斷裂。

二頭肌肌腱炎為經常彎曲手肘的反覆動作所引起，老年者則可能因肌腱老化變硬，在附近組織摩擦後發炎。發生後可能引起擊球相關的動力鍊改變偏移，再引起肩胛或肩膀或其他肘部肌肉（如旋前旋後肌）過度使用而受傷。因此適當休息、使用抗炎藥物修復治療、與肩膀、肩胛、手肘肌肉的強化都很重要。

上肩盂唇前至後病變是最常見的肩關節唇病變，通常來自二頭肌緊繃下反覆做肩膀內外旋動作，會引起上肩盂唇撕裂。

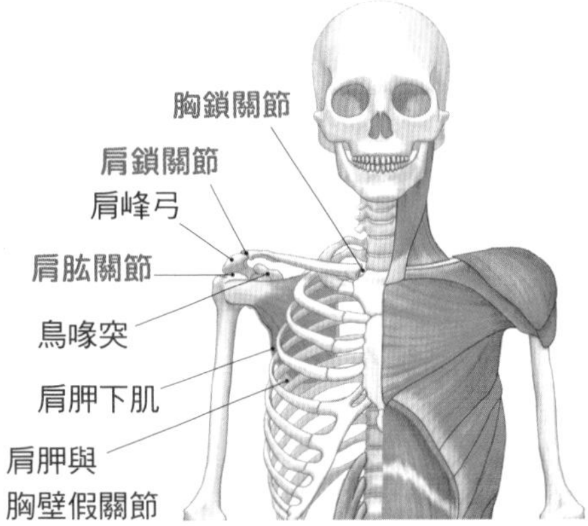

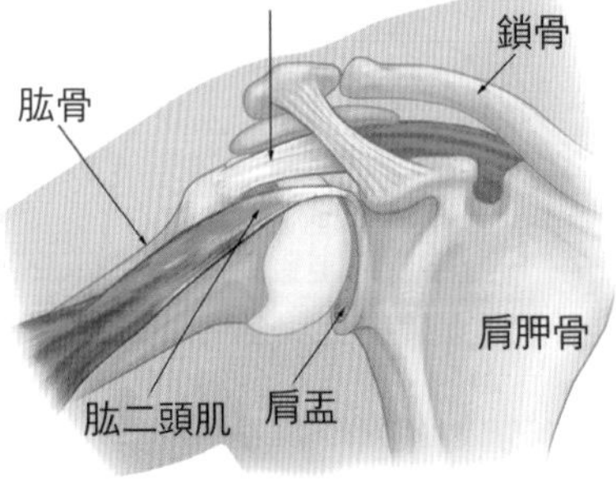

或肩關節囊後下方緊繃時做手臂外展外旋動作也會如此。在肩膀三關節（肱盂、喙鎖、胸鎖）不穩定下又重複肩膀活動，久了很容易造成骨關節炎。

臂肘腕指（上肢）

約50%的網球休閒運動者，會過度使用橈側伸腕短肌和伸指肌肌腱，造成連接到肘上髁處的外側上髁炎，也就是俗稱的網球肘。肌腱的反覆微小撕裂傷將導致局部肉芽組織增生和黏連拉扯引起疼痛。容易發生的因子包括：超過30歲、握把尺寸太短太小、網球線繃太緊、金屬球拍、技術不良、肌力不足、練習時間過長等。錯誤練習法包括：反手擊球時手腕彎曲，揮拍時過早旋轉軀幹，反手擊球時肘部太前等。可注意調整擊球時的動力鍊與用力順序、使用有適當握把的球拍、足夠的休息與復健，正確使用消炎藥與增生修復療法。加強二頭肌、三頭肌可改善對肘部的控制，有助減少受傷風險。衝擊後保持手臂旋前將可減少肘部負荷過大。

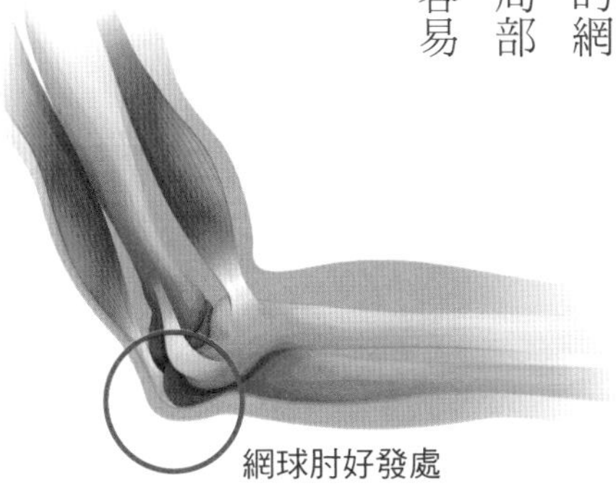

肘部夾擊症：是手肘反覆用力伸展彎曲後，造成鷹嘴突與手肘肱骨鷹嘴窩其內的軟組織夾擊。反覆的骨骼、軟組織夾擊後會產生肘部疼痛與活動度受限。避免在肘部完全伸直時依靠肘部支撐來擊球，可改善夾擊狀況。

迪克文式狹窄性腱

鞘炎是持拍揮擊過程中，過度使用展拇短肌和伸拇短肌，造成在手腕尺側橈骨突起處肌腱的疼痛發炎。可經由改變使力方向、戴手腕護套與局部注射抗炎藥物增生治療改善。另外可用網球按摩並加強展拇短肌和伸拇短肌的肌力。

三角纖維軟骨複合體（TFCC）撕裂是由於擊球的衝擊力和手腕扭轉，手腕尺側的三角纖維軟骨複合體發炎或骨頭面上剝離造成疼痛或壓痛，活動時會疼痛並且發出聲響。可由穿戴護腕或肌貼改善，並調整手腕活動擊球時的動力鍊，加強手腕抓握力可預防復發。

鉤骨骨折是球拍手柄末端貼靠鉤骨，擊球力量太大可能造成鉤骨傷害形成骨裂或骨折，嚴重者可能需要骨塊切除術。

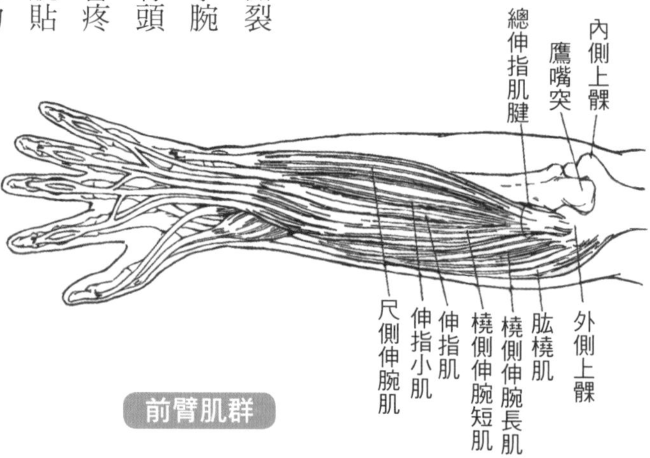

前臂肌群

腕扭傷急性過度拉伸或扭轉造成各類手腕韌帶撕裂，可使用肌貼、護具或手腕夾板直到恢復到完全不痛為止，及使用增生修復治療注射。

神經血管損傷包括尺神經（肘管症侯群、或蓋氏隧道壓迫），正中神經（旋前圓肌症侯群、腕管症侯群），橈神經夾壓（橈隧道症侯群），肩胛上神經損傷或傷害到掌動脈，都會引起患處麻刺疼痛。需要有經驗醫師進行正確診斷，使用護具固定並使用神經修復藥物。

腰背髖臀

骨盆與腰部肌肉是此類運動重要的動力鍊傳遞方向，因此左右兩側與前後肌肉群的平衡穩定度很重要。過度使用單側會使得兩側不平均，引起轉軸偏移與動力鍊力量傳遞效果變差，因此需要經常訓練核心肌群，尤其是兩邊平衡，及反向牽拉運動。對於先前受傷產生的緊繃與激痛點，可用網球按摩加自我牽拉將張力增加的疼痛肌肉恢復正常的動力鍊運作。

關節唇損傷是髖關節由於急加速減速、跳躍、蹲下或轉彎等動作，容易造成關節面周邊軟骨磨損與股骨髖臼間的軟組織夾擊。反覆發生則容易造成髖關節長久疼痛或早期退化。要有經驗醫師進行詳細檢查以確定診斷避免誤診，初期可經由調整動力鍊、局部注射增生修復藥物、針刺以治療肌痛症避免繼續損傷。

另外由於經常急跑急停急轉彎，髖部闊筋膜張肌摩擦與大轉子滑囊炎也容易發生。

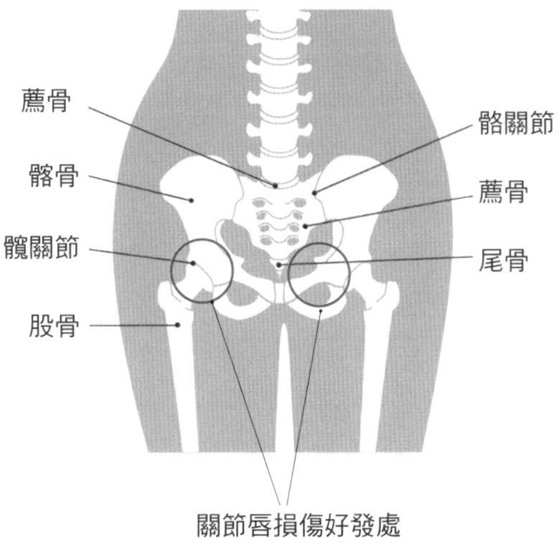

腿膝腳踝足（下肢）

肌肉拉傷是腿後肌、腓腸肌、股四頭肌內收肌急加速減速或轉彎造成局部疼痛。第一級拉傷容易與運動後酸痛混淆（有局部壓痛點），需要有經驗醫師進行超音波檢查找出病灶。拉傷後的出血點常會纖維化造成局部硬塊，應使用網球按摩、自我牽拉法逐步鬆解，避免影響正常動力鍊及肌肉張力。

急加速減速、跳躍、蹲下或轉彎等動作容易造成膝蓋髕股骨疼痛症，也就是股四頭肌包覆髕骨，然後由肌腱連結到小腿脛骨前突上有特定三處容易發炎疼痛。可做下圖的強化運動、調整動力鍊避免復發，並使用增生療法注射修復發炎組織。有些為扁平足關節不穩所引起，可使用中足輔

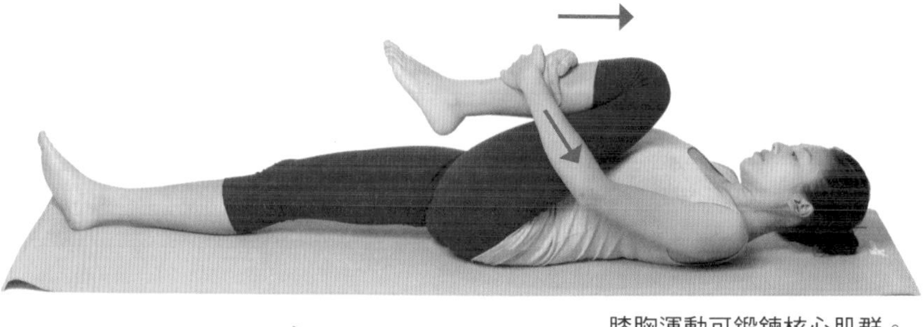

膝胸運動可鍛鍊核心肌群。

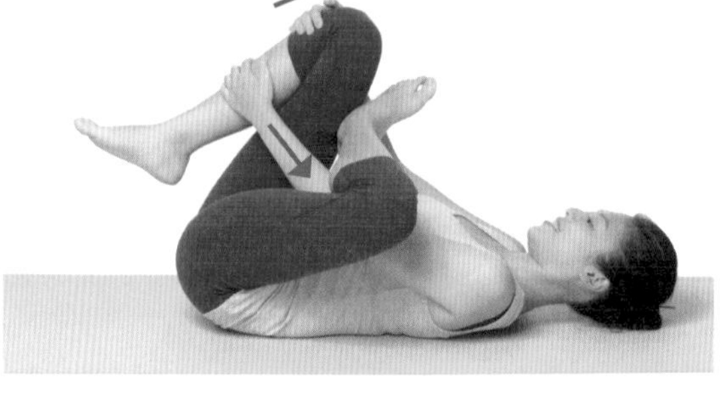

強化版的膝胸運動可鍛鍊核心肌群，並放鬆梨狀肌。

具或足弓墊、足底抓力訓練來改善。

內脛壓力症為脛骨內側的疼痛。自於圍繞脛骨周圍的連結肌肉組織的反覆微小創傷。此類損傷會引起微血管滲透壓增加，導致肌腔腔隙間腫脹及壓力增加，最終引起患部缺血。通分為前、內、側、後四部位以內側最常見。脛骨內側會有鈍痛腫脹感運動時會加劇，局部有壓痛。醫師會經由理學檢查診斷，安排超音波、骨掃描或核磁共振以排除壓力性骨折。懷疑有此疾病應停止活動，以PRICE原則處理並尋求醫療協助。包括Protection保護（使用護膝保護勿負重），Rest休息（減少活動），Ice冰敷（冰敷20分鐘休息20分鐘），Compression壓迫（使用彈性繃帶），和Elevation抬高傷處。用非類固醇類消炎劑3週可幫助減少急性發炎。可以動力鍊觀念評估足踝進行狀況，看整體運動中壓力最大點集中何處，使用肌貼轉移壓力避免過度損傷，或評估是否需使用矯正鞋墊或輔具來調整。並參考左圖的活動做肌力訓練、平衡度訓練以改善。

踝扭傷為最常見的網球運動傷害，由於扭拉傷造成踝部內外前側的腫痛淤青，及活動度受限等。多數為跳躍著地時扭傷，在不平地面反覆跑步、需要側向跑動也是常見扭傷原因。第二次腳踝扭傷最常見原

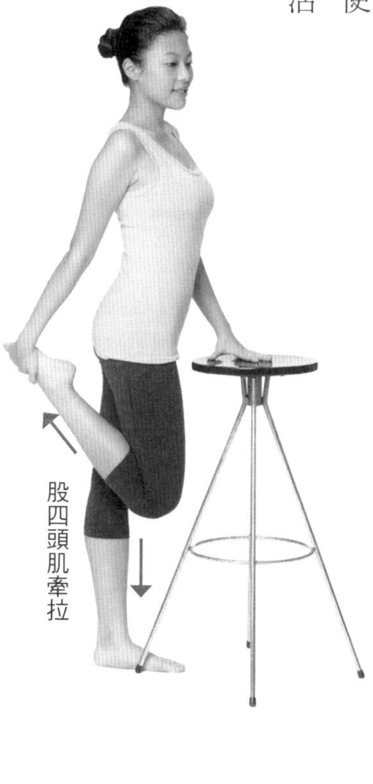

股四頭肌牽拉

因是先前扭傷未適當治療，未恢復正常運動模式前又扭傷。隨急性腳踝扭傷，外側韌帶慢性鬆弛會引起腳踝不穩定和重複受傷。約八成病患為內翻性扭傷，扭傷部位在外側腳踝韌帶。其次是外翻性扭傷，即踝內側三角韌帶群，再來是前側脛腓固定韌帶。訓練重點在恢復本體感覺、減少痛覺，利用增生藥物修復局部受傷韌帶。也需考慮核心肌群訓練與姿勢矯正以調整動力鍊。

這樣做，預防傷害

骨盆與腰部肌肉是此類運動重要的動力鍊傳遞方向，因此左右兩側與前後肌肉群的平衡穩定度很重要。過度使用單側會使得兩側不平均，引起轉軸偏移與動力鍊力量傳遞效果變差，因此需要經常訓練核心肌群，尤其是兩邊平衡，及反向牽拉運動。對於先前受傷產生的緊繃與激痛點，可用網球按摩加自我牽拉將張力增加的疼痛肌肉恢復正常的動力鍊運作。

用於擊球的肩膀旋轉肌伸展運動也需要常做，例如睡眠者伸展可減少僵硬感降低受傷的風險。

強化下半身可增加核心肌群穩定性，並發展出快速轉換方向時所需要的爆發力。

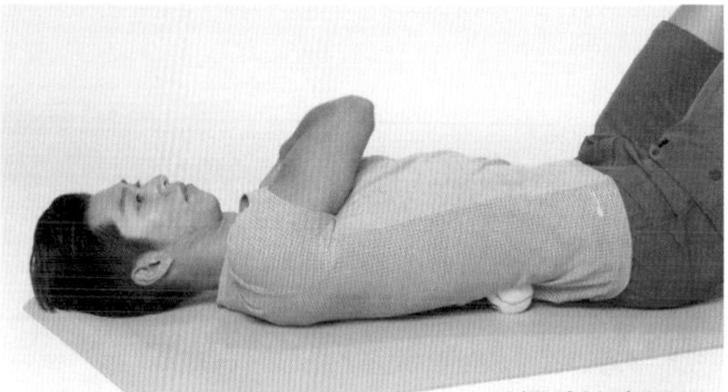

以網球按摩腰肌

第四章

籃網類運動

籃球、排球、沙灘排球

運動特色與傷害模式

籃球是身體接觸多、經常跳躍、可室內進行的運動，一般人常打籃球，能提升爆發力、敏捷性、協調性、心肺耐力等體能要素。因為是比賽快速積極的接觸型運動，因此被歸類為高風險運動，在所有非碰撞運動中造成整體性運動傷害的比率最高。

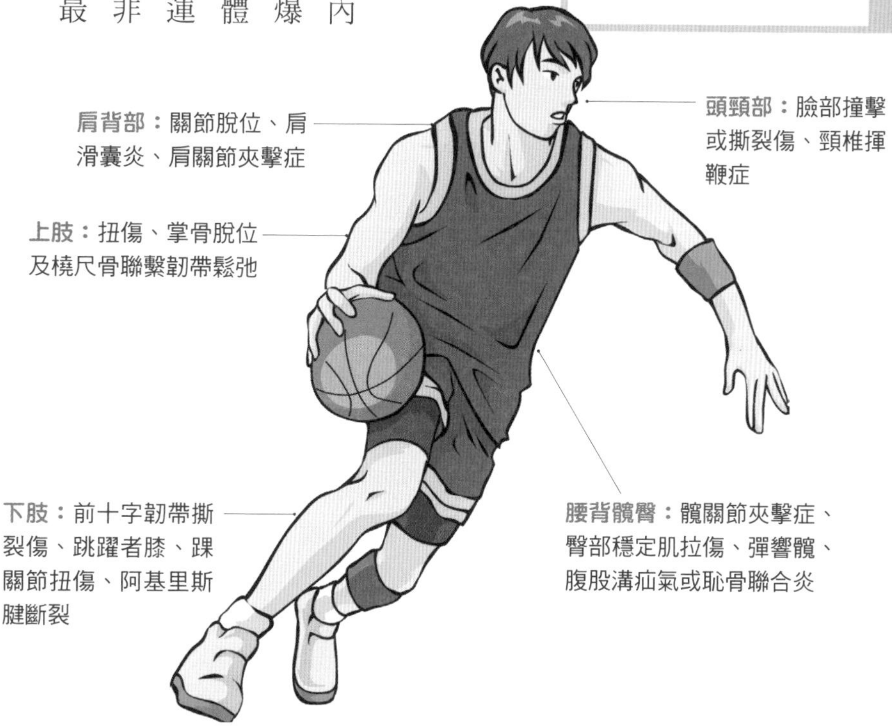
頭頸部：臉部撞擊或撕裂傷、頸椎揮鞭症
肩背部：關節脫位、肩滑囊炎、肩關節夾擊症
上肢：扭傷、掌骨脫位及橈尺骨聯繫韌帶鬆弛
腰背髖臀：髖關節夾擊症、臀部穩定肌拉傷、彈響髖、腹股溝疝氣或恥骨聯合炎
下肢：前十字韌帶撕裂傷、跳躍者膝、踝關節扭傷、阿基里斯腱斷裂

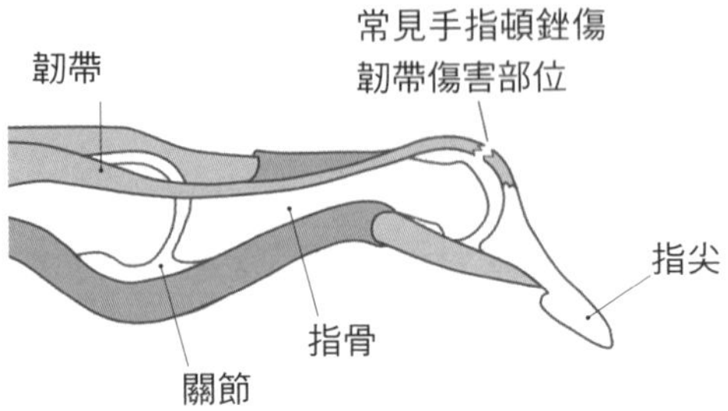

其中，超過六成傷害都在下肢，關節扭傷和手腳趾頓挫傷很常見。若局部有紅腫痛合併無法彎曲，要注意是否有韌帶斷裂，通常要用護套嚴格限制活動至少六週，若無效則需開刀修補，並配合增生治療注射。此類損傷常合併收縮伸展的動力鍊偏移，容易造成指關節的不當使用而退化，因此必須注意「復位至正確位置」、「恢復正確動力鍊運動」、「使用護套維持正確姿態避免變形」三個重點。

動力鍊分析精準找出傷害原因

我曾診治過一位選手，因為反覆性踝扭傷合併腳跟疼痛來診，先前以為是足底筋膜炎，找人推拿按摩效果均維持不久，且很容易復發。經檢查過後發現他是扁平足，跑步跳躍時踝部穩定度不夠會左右晃，因此容易扭傷，加上足底扁平使得腳底筋膜長期繃緊而反覆疼痛。踝關節穩定度不夠使得腳趾用力向地抓，影響整個跑步移動時的動力鍊，經檢查果然在臀部和腰部發現了激痛點。經過建議使用中足護套（內含硬矽膠墊片將足弓稱起），足底疼痛立刻大幅消失，腰臀部的激痛點在幾次注射針刺後放鬆，再教導正確姿勢下的運動，激痛點的網球自我按摩、運動前的牽拉、及核心肌群與臀腰足底的肌力強化

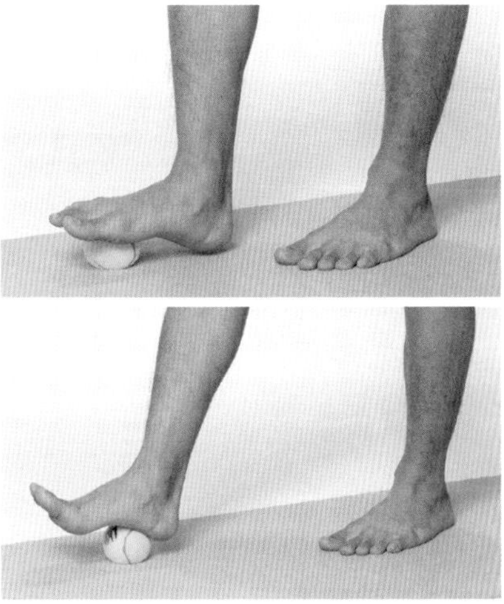

使用硬式網球進行足底前後按摩，可伸展足底筋膜

運動，足底痛和踝扭傷就大幅減少且很少再發。

常見傷害部位

頭頸部

籃球運動也常合併有臉部撞擊或撕裂傷如眼睛、眉毛、嘴巴、耳朵等，而眼球因打球時刮傷角膜會造成即刻不停流淚，會影響視力需立即停賽，通常2～3天會自行恢復。頸椎由於拉竿、被蓋火鍋等動作折到，需注意有無頸椎揮鞭症，這類傷患通常會在受傷8～10天後出現肩頸疼痛與手臂麻刺感。可施予局部激痛點注射配合神經增生治療，並使用頸圈固定。

肩背部

肩膀是人體活動方向和角度最多的關節，穩定度大部分來自旋轉肌肌肉、關節囊、肩盂肱骨關節及韌帶。有時因碰撞引起前側不穩定也就是脫位。復位後可經由調整正確姿勢、強化肩膀肌肉避免復發。其中反覆投擲的射手需注意上盂唇前後的病變、肩滑囊炎與肩關節夾擊症。治療包括改善關節囊活動度、旋轉袖肌群跟肩胛穩定肌群的肌力訓練。

臂肘腕指（上肢）

手腕則常見有三角纖維軟骨複合體的損傷、掌骨脫位、及橈尺骨聯繫韌帶鬆弛等。會造成手腕轉動與施力時動力鍊偏移，造成聲響、疼痛以及過度磨損。

腰背髖臀

打球時快速改變方向、急加速急減速可能導致髖關節夾擊症、臀部穩定肌（臀大肌或梨狀肌）拉傷、彈響髖、腹股溝疝氣或恥骨聯合炎。青少年選手則需注意有無股骨頭生長板滑脫症。

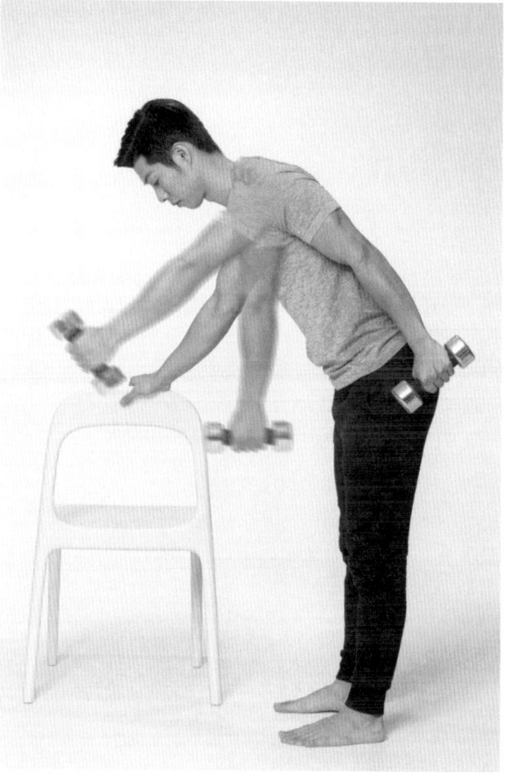

鐘擺運動：將手臂前後或左右擺動，擺動角度約30-45度，每天10-15分鐘。

腿膝腳踝足（下肢）

膝蓋損傷中以前十字韌帶撕裂傷最常見。常見於女性運動員，通常在跳起著地時，膝蓋過度伸直下加上大腿外轉就會造成傷害。在受傷時若聽到「啪」的聲響，之後關節腫脹疼痛，膝蓋鬆弛彷彿不是自己的通常就有受傷。另外同樣運動方式也可能造成膝關節內半月軟骨破裂，造成活動時突然劇痛。

另一個則是跳躍者膝，急跑急停急轉彎後膝蓋髕股骨韌帶和膝蓋骨牽拉摩擦造成發炎。平常運動完要當急性傷害作冰敷壓迫，另外做股四頭肌強化運動如圖，同時要注意臏骨有無偏移、腿後肌或腳跟兩側緊度是否相同、大腿肌肉力量是否平均、踝部往上翹是否無力都是影響動力鍊偏移造成二度運動傷害的重點。

踝關節扭傷是籃球運動最常見的傷害，因運動中常有大量左右移動與急加速急減速。有踝扭傷病史再發生機率是未扭傷者的五倍。使用腳跟氣墊鞋也容易發生扭傷。運動前一定要記得牽拉可降低扭傷機率。30～40歲的運動員需注意長期累積傷害可能導致阿基里斯腱斷裂。當中需注意高位脛腓韌帶損傷，以及對動力鍊的影響。

另一個則是距下關節脫位，常在激烈往

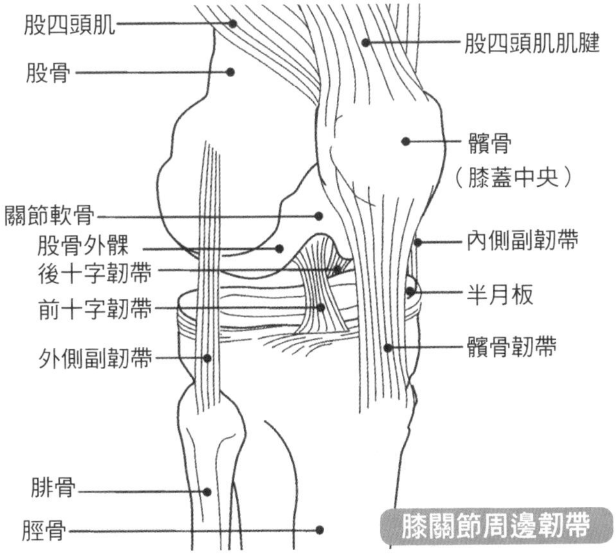

膝關節周邊韌帶

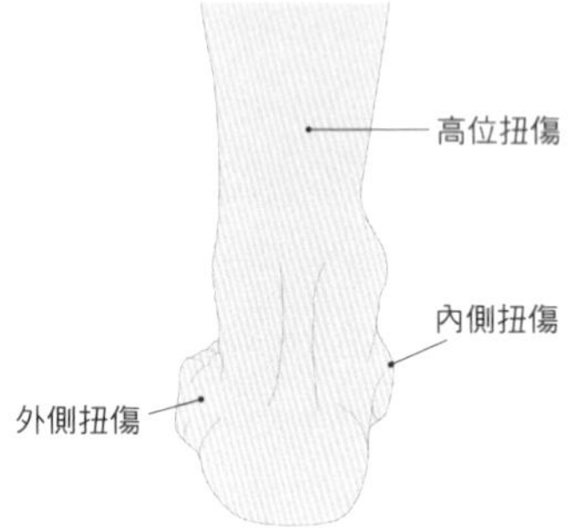

外扭傷後發生，需要即刻固定與復位以免造成神經血管壓迫。

還有就是常被忽略的中足蹠跗關節與韌帶扭傷，是墊腳尖時又受到往下壓力（例如跳起後以單腳墊腳尖著地）就造成中足內部疼痛，導致跳躍跑步姿態不良，影響動力鍊造成更多膝髕穩定肌群過度使用。足部內外翻（如扁平足或高腳弓）有時會造成扭傷機會變高。

運動後足部疼痛要考慮是否為疲勞性骨折，最常見在腳掌骨上，且包在內側的二三趾也可能發生。常會被當作肌腱炎忽略，且癒合產生骨痂後可能會影響趾間肌

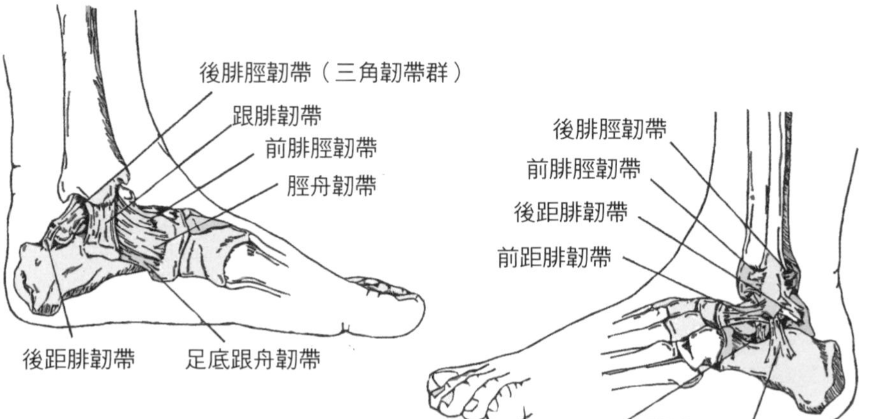

足踝內外側韌帶

的收縮協調度。需要專科運動傷害醫師評估。

髖膝踝關節在跳躍與著地中要有良好穩定度以減少關節壓力。正確的姿勢（如扁平足者使用足弓墊）、適當的鞋子、遵循正確動力鍊的運動，做前後左右旋轉柔軟度訓練，強化肩膀旋轉肌的鍛鍊（如胸前傳球）可以促進運動表現減少傷害。

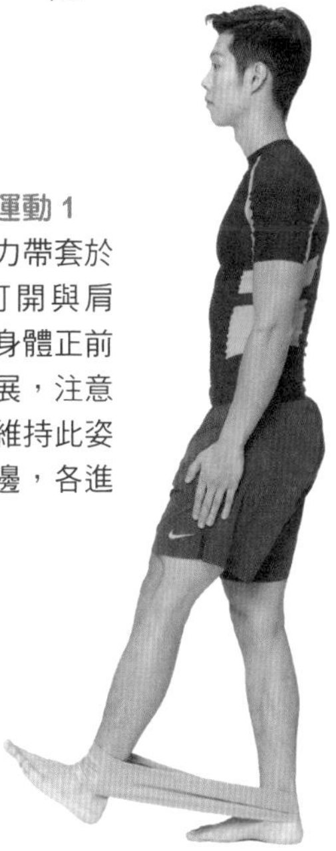

強化膝腿的伸展運動 1
身體站直，將彈力帶套於腳踝上，雙腿打開與肩同寬。腳尖朝向身體正前方，左腿向前伸展，注意身體不要傾斜。維持此姿勢5-10秒，再換邊，各進行8-10次。

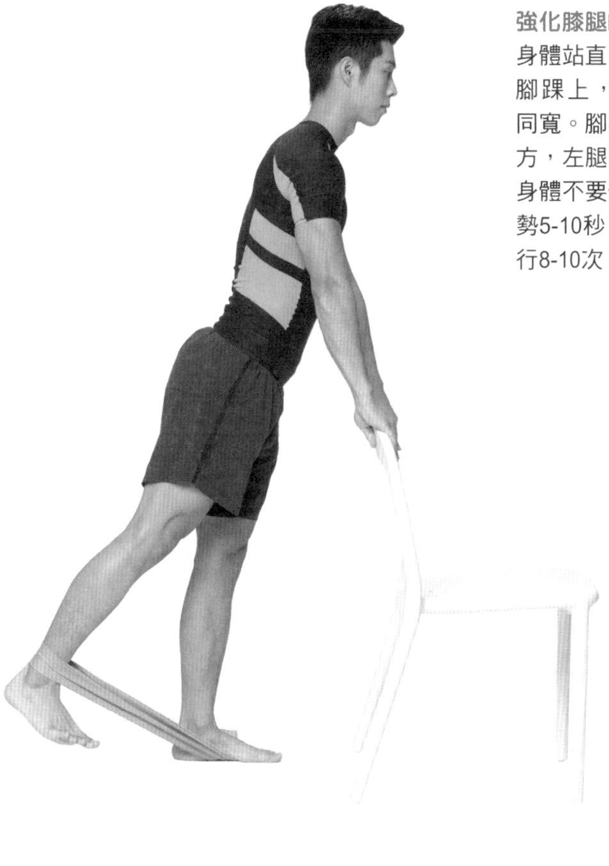

強化膝腿的伸展運動 2
身體站直，雙手扶著椅背或桌子，將彈力帶套於腳踝上，雙腿打開與肩同寬。腳尖朝向身體正前方，右腿筆直向後伸展，注意身體不要傾斜。維持此姿勢5-10秒，再換邊，各進行8-10次。

第五章

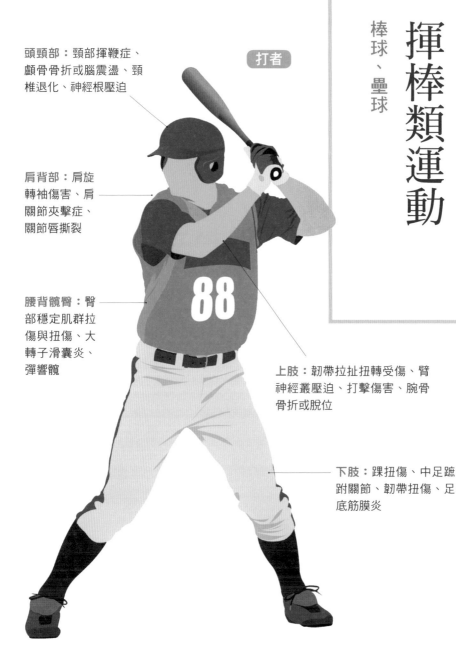

揮棒類運動

棒球、壘球

運動特色與傷害模式

棒球可說是臺灣的國球，從少棒到成棒、業餘到職業都有長久發展光榮的歷史。常見傷害可分成投與打不同部分。雖然相關的拉傷、扭傷、碰撞傷和其他運動類似，但投擲造成的肩肘運動傷害中，包含較複雜的運動軸心、動力鍊轉換。因此熟悉相關傷害必須要深入瞭解這些觀念。

投擲是將身體動能轉換到球而拋出，動能轉移越順暢，可使球速達到最大同時也減少傷害機會。動作依序為1獨立→2轉體投球→3過肩→4投擲後減速→5完成動作。

從投球順序至少可觀察到下列現象：重心轉移、轉動軸轉換、動力鍊轉換：（以右投手為例）

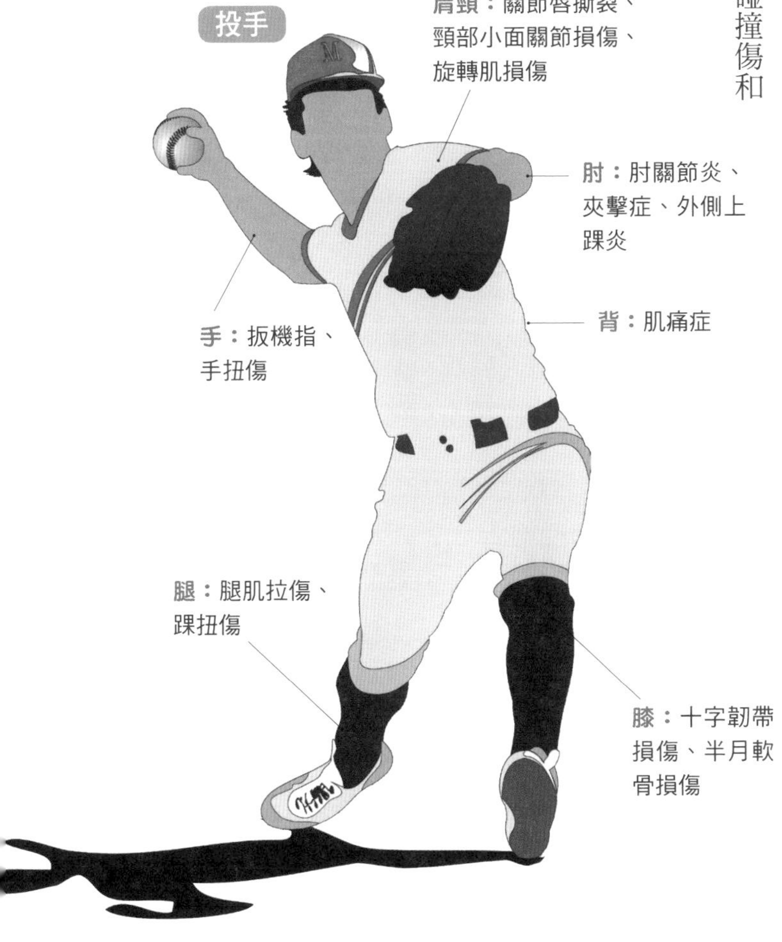

重心轉移：由右腳↓身體前傾↓左腳。

轉動軸：頭頸與身體旋轉90度，而左右手也同時由內轉到外轉、左右腳也旋轉90度，身體轉動軸心從左腳轉移到右腳。

動力鍊：由右腳右手，到右臂外轉後拉高舉後投出，身體前傾後轉移到左腳，再由右手臂下壓投出，再由左腳下踏旋轉右手減速。

常見傷害部位

頭頸部

頭部若被快速來球擊中可能造成淤血、頸部揮鞭症、顱骨骨折或腦震盪。頸部在投擲時需轉動與保持直立，其上的提肩胛肌和上斜方肌等也會影響肩膀對稱進而影響投擲順暢度。可檢查左右旋轉是否對稱。比賽時劇烈轉動（如揮棒）或抬頭（野手接球）可能造成頸椎退化或神經根壓迫、小面關節症。

肩背部

肩旋轉袖是投擲好壞的關鍵。它包覆肩關節，可控制肩膀與手臂活動方向，確保肱骨頭在肩盂內旋轉活動。若其中某些肌肉無力或與對側肌肉失衡，可能會導致其下的肱骨頭夾擊肩峰處造成關節囊拉扯受傷或肩盂關節唇的撕裂。稱為肩關節夾擊症或關節唇撕裂。

反覆投擲動作會造成旋轉肌過度使用，若沒有謹慎處理發炎會造成肩膀旋轉不順暢，運動軸心偏移造成旋轉肌更多傷害。因此發現肩旋轉肌發炎、張力變大、撕裂甚至斷裂，必須考慮調整訓練、投擲方式，及注意肱骨頭在肩盂關節內軸心有無偏移。投擲時會同時用到的肩盂、胸鎖和喙鎖關節三者，必須注意有無受傷鬆弛。背後的肩胛肋骨關節有無失調也需注意。（可自我檢查兩側肩胛骨突出是否一致）

除肩旋轉肌外，附近肌肉群也負責維持穩定度與投擲加減速。因此受傷除了①旋轉肌與肩部三關節（上述）之外，還需考慮②附近肌肉群如提肩胛肌、上斜方肌、闊背肌和大胸肌等也會影響投擲順暢度，過度使用也會影響這些肌肉造成扭拉傷與肌痛症。

臂肘腕指（上肢）

投擲時常會手肘外翻加上手臂旋轉，容易造成韌帶拉扯扭轉受傷。先前受傷、過度使用、發炎修復不及，長期都會造成韌

常見肩背肌痛症發生處

＊表示激痛點

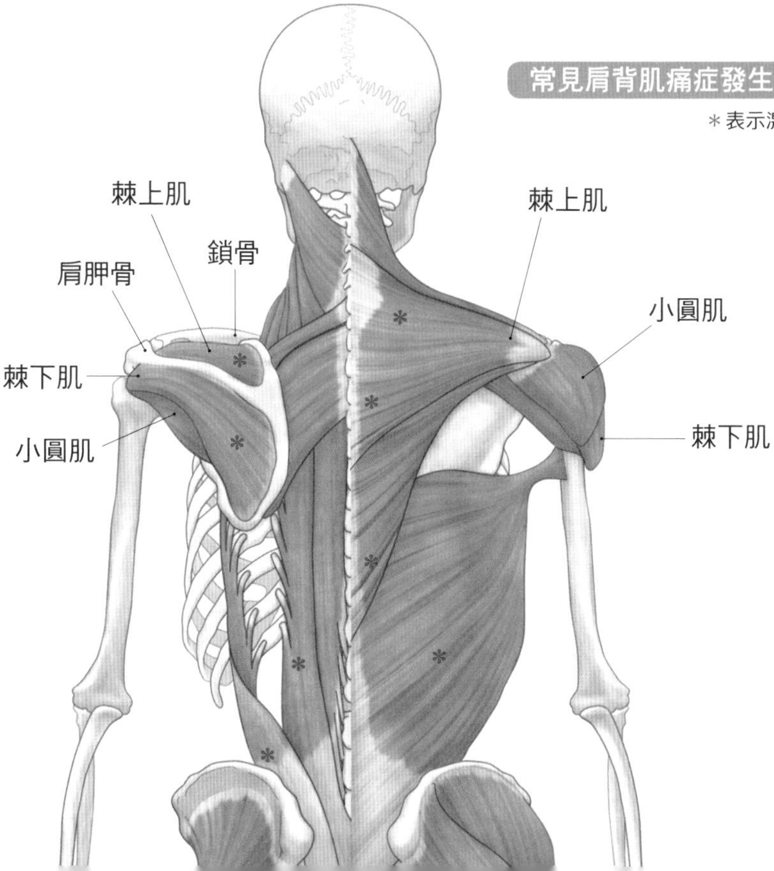

帶延展度變差而更容易受傷。手腕韌帶也有類似情況需注意。平時可檢查有無活動度變化、疼痛或異常聲響出現。

投擲常用到肩關節與鎖骨，因此過度運動傷害中常壓迫臂神經叢，或手肘的外翻轉動常壓迫尺神經，造成內外側手肘的痲刺痛感。所以過度訓練或受傷後，除了骨骼肌肉問題外也需注意神經或血管的壓迫。

打擊傷害：包括直接被球擊中頓挫傷，及持棒擊球的反作用力造成的腕骨骨折或脫位。尺側腕伸肌半脫位通常發生在手腕翻轉同時揮動棒子（在前臂旋前位有尺側偏斜）。在尺骨遠端尺側腕伸肌肌腱有壓痛感。半脫位會影響前臂內旋轉。急性期可用石膏輔具固定，嚴重時需手術修補撕裂的腱鞘。

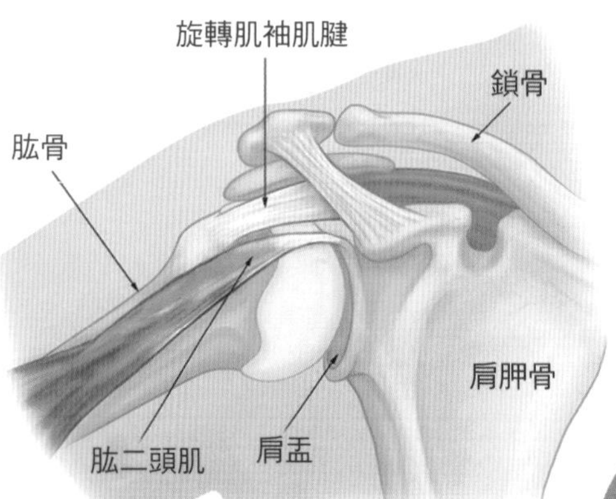

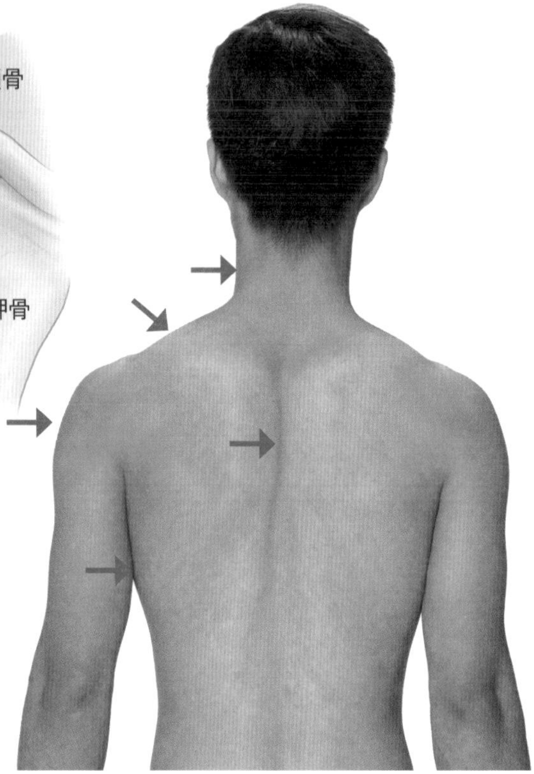

自我檢查兩側肩胛骨突出是否一致

→處為頸、肩、脊椎、胸部的不對處

鉤骨折：揮棒擊球時若鉤突直接接觸棒子則可能造成鉤突斷裂。反覆小創傷會造成壓力性骨折。疼痛位於小指掌根處，則可能是三角韌帶軟骨複合體損傷、肌腱炎或尺骨頭缺血性壞死。

腰背髖臀

背部與骨盆肌肉投擲中常因變更旋轉軸與動力鍊，因此下背痛在找疼痛點治療時也需考慮動力鍊傳遞方向。打擊或跑步常會扭轉腰臀髖，可能造成臀部穩定肌（臀大肌、梨狀肌等）的拉傷、大轉子滑囊炎、彈響髖等。

腿膝腳踝足（下肢）

髖膝踝傷害也需考慮動力鍊傳遞方向，可參考籃球章節。高位踝扭傷、中足蹠跗關節與韌帶扭傷在投手也很常見，我國旅美投手中某位名投，就是先前跑壘時扭傷中足蹠跗關節，之後投球無法用力踩踏，動力鍊、運動軸心偏移導致伸卡球無法發揮下墜威力。踝關節與足部穩定度也是投球速度與穩定度的關鍵。投手投球與打者跑壘，對下肢產生極大壓力，因此需注意有無足底筋膜炎、踝扭傷。

青少棒選手的運動傷害

青少年棒球運動傷害應該注意生長板有無損傷，需定期追蹤看有無影響生長，可用正常未受傷側做比對。另需考慮青少年選手骨頭強度較成人稍弱，有球砸或棒砸傷害發生時須嚴密注意有無骨折。

青少年選手投球限制與休息，以免過度傷害影響生長板。

青少年投手常見的「小聯盟肘」：

1.急性受傷如生長板撕脫性骨折，慢性損傷會造成骨骺變寬，而造成關節鬆動感和異常聲響。

2.在肱骨內上髁有壓痛點，可能和內側上髁炎混淆。

若長期不治療會造成生長遲滯、剝脫性軟骨炎、肱骨小頭壞死、產生鈣化或關節退化。需要早期診斷治療，必要時可能得手術修復與切除壞死組織。

這樣做，預防傷害

保持正確姿勢是避免傷害發生的第一步，另外應足夠熱身（動態伸展、運動專項動作）棒球選手總常有肩膀的問題，如肌痛症、關節唇病變、開過刀等。胸大肌和闊背肌伸展可增加柔軟度、減少肩膀周邊肌肉的損傷。可練習舉啞鈴兩手臂平伸已鍛鍊肩關節以激勵訓練。揮棒跑壘都需要爆發力、而投球與守備都需要穩定的核心肌群，可做滾輪運動鍛鍊。

第六章

揮桿運動類

高爾夫球、槌球

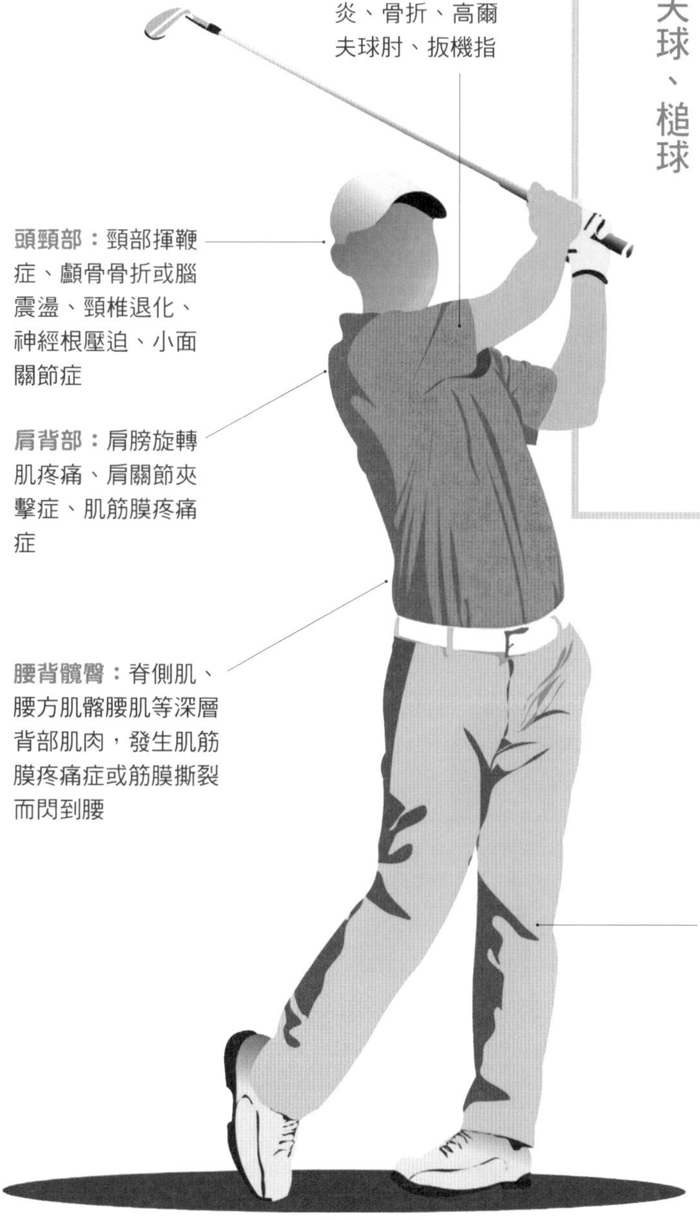
上肢：腕部肌腱炎、骨折、高爾夫球肘、扳機指
頭頸部：頸部揮鞭症、顱骨骨折或腦震盪、頸椎退化、神經根壓迫、小面關節症
肩背部：肩膀旋轉肌疼痛、肩關節夾擊症、肌筋膜疼痛症
腰背髖臀：脊側肌、腰方肌髂腰肌等深層背部肌肉，發生肌筋膜疼痛症或筋膜撕裂而閃到腰
下肢：膝十字韌帶損傷、踝高位脛腓韌帶損傷、蹠跗關節韌帶扭傷、足底筋膜炎、種子骨炎

運動特色與傷害模式

相較棒球是旋轉後投出，或下壓後投出由打者打擊，投者受到衝擊（旋轉投擲）和打者（旋轉後衝擊）不同。高爾夫球是在身體與手臂旋轉由下往上將球往前撈打，旋轉、投擲、衝擊三個傷害機制同時存在。在棒球、壘球也可看到類似的重心軸、動力鍊傳遞，然而高爾夫的離心旋轉力更大。所以高爾夫運動傷害，多和軸心偏移、動力鍊失調、旋轉、擊打有關。

槌球運動者多為銀髮族，身體彎曲進行擊球，與高爾夫運動相似，但老年人的脊椎並無法承受長時間的側彎，因此每活動1小後稍做休息，就能避免腰部、膝蓋痠痛等問題。並於運動前適度補充水分，可

不同程度的前頭姿造成重心偏移

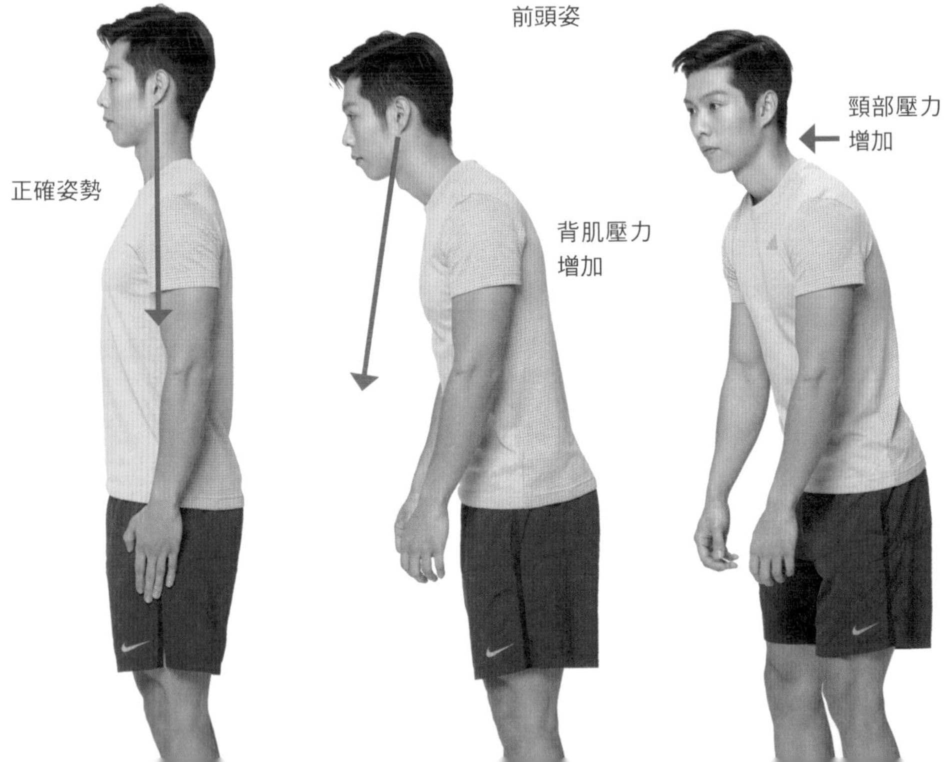

以避免中暑的危險。

姿勢正確在高爾夫運動尤其重要，因為擊球前旋轉包括頭頸、身體及手臂，因此正確的頭頸位置會決定重心與運動軸有無偏移，也會決定傷害發生部位。如下圖的前頭姿，會引起頭部和身體旋轉相對速度不同，容易造成頸肩部肌肉拉傷甚至神經壓迫。另外兩側背部肌肉張力不平均或脊椎側彎，可能引起旋轉受限造成控球不穩或者拉傷肌肉。

動力鍊分析精準找出傷害原因

我曾診治過一位職業級高球選手，他因手腕疼痛很久沒恢復又加上背痛而來求診。檢查發現選手因求成績表現，從沙坑救球時手腕用力過度而震傷，引起手腕三角纖維軟骨複合體受損，經治療後改善卻又出現肩膀痛。其實最大疼痛訊號遮蓋第二、第三、甚至第四大的疼痛訊號的情況很常見，患者常誤以為疼痛會跑來跑去，其實都有規則可循：都在同一條動力鍊上。經檢查發現是二頭肌、三角肌和棘下肌三者的平衡失調引起擊球動力鍊偏移，而選手為求開球距離遠所以施予更大力量擊球，然而手腕受不了衝擊變發生傷害。其實主原因就是肩膀肌肉力量不平均引起擊球相關的動力鍊失調。

經過激痛點針刺、增生治療、網球按摩加上自我牽拉，肩膀也恢復原有活動度且不痛。而這個因轉軸偏移引起的背痛及之後發生的手腕受傷，在矯正頭部肩膀的相對位置，恢復正確姿勢後、建議符合正確動力鍊傳遞方向的強化運動，果然就順利治癒長年不好的手腕疼痛。

常見傷害部位

頭頸部

頸部揮鞭症是指頸部由於急速彎曲伸展或旋轉，造成附近軟組織拉傷腫脹，在前頭姿下揮桿最常見。受傷後通常7～10天才出現症狀，此時勿推拿按摩，否則受傷軟組織可能更腫脹疼痛，應該做調正姿勢、局部當作急性運動傷害冷敷涼敷，用頸椎固定保護等PRICE原則。

肩背部

肩膀旋轉肌疼痛也常因為肩膀旋轉肌袖的肌力不平均、或發炎影響整體肩膀活動靈活度，會造成肱骨活動時動力軸偏移，造成與喙突等部位的夾擊症，嚴重者甚至會造成關節盂唇撕裂傷。當肩膀活動不靈活、疼痛又有聲響時需儘早就醫檢查。另外背闊肌為旋轉肌附近的穩定肌，這裡的肌痛症也會間接造成肩膀活動度受限。

揮桿時身體旋轉的穩定度，主要來自脊側肌、腰方肌骼腰肌等深層背部肌肉。由於脊側肌主要功能為負荷身體重量，為耐力型為主的肌肉，若反覆爆發性快速收縮可能造成微小性創傷累積，而產生肌筋膜疼痛症或筋膜撕裂而閃到腰。平常應注意做核心肌群鍛鍊如深蹲或平蹲。

臂肘腕指（上肢）

打擊後引起腕部屈肌伸肌的肌腱炎、若在大拇指根稱迪克文式症。也有人擊球挖沙坑後產生鉤骨鉤骨折。抓握下過度揮甩球桿也容易引起扳機指與手肘內側的高爾

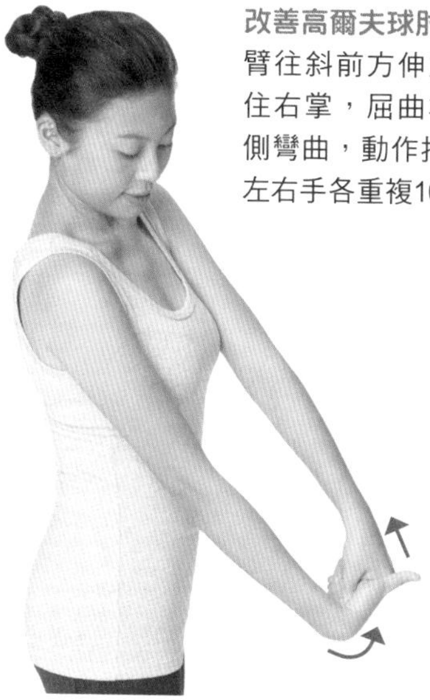

改善高爾夫球肘的伸展運動
臂往斜前方伸直，以左手扣住右掌，屈曲右掌，並朝尺側彎曲，動作持續10-15秒，左右手各重複10次。

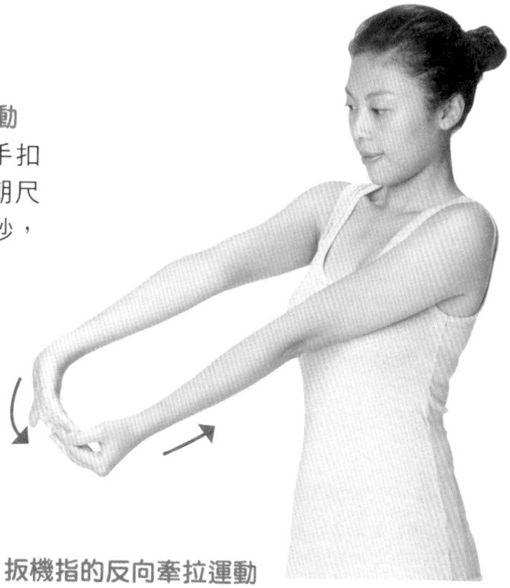

扳機指的反向牽拉運動
右臂向前伸直，右手手掌朝前，左手扳住右手手指末端，略用力往身體方向扳動，動作持續10-15秒，左右手各重複10次。

夫球肘。而持續的屈指肌肉收縮，會造成扳機指卡夾更嚴重，所以要做反向牽拉。

腰背髖臀

揮桿擊球時身體的肌肉群組與正常收縮活動方向不同。例如闊筋膜張肌（正常應作開合大腿的收縮，揮桿時則是旋轉）、梨狀肌等都容易因旋轉不當而受傷。再者因受傷後發炎積水未抽吸完造成局部纖維化也會影響身體旋轉。腰部旋轉負責穩定的髂腰韌帶也容易扭傷，可以用網球、滾輪按摩和自我牽拉幫助恢復原來延展度。

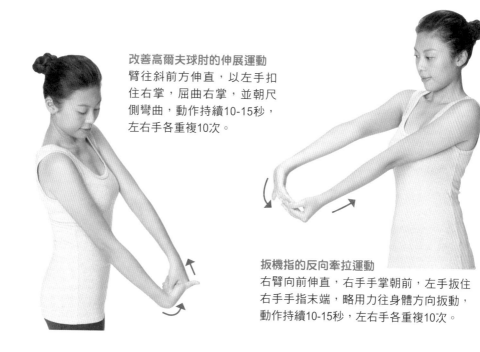

腿膝腳踝足（下肢）

踝關節扭傷中需注意高位脛腓韌帶損傷。另外中足損傷如蹠跗關節韌帶扭傷也常見，需要戴適當的護套或貼紮避免再拉傷。長時間走路容易有足底筋膜炎與種子骨炎。

其他注意事項

扭傷後常伴隨疼痛，但疼痛消失後受傷肌肉肌腱韌帶還在修復，由於裡面有許多本體感覺的受器待恢復，通常此時期僅會有厚重僵硬不順暢感。因此受傷後每次運動都要記得循序漸進暖身。肌肉的第一級撕裂傷症狀很像扭拉傷，活動時疼痛合併有局部壓痛。建議用超音波找出撕裂傷部位並施行增生修補注射、物理治療。

第七章

接觸性運動

跆拳道、空手道、搏擊、格鬥

運動特色與傷害模式

跆拳道、空手道、搏擊、格鬥都屬於接觸型運動，這類運動可能讓全身受到運動傷害。主要以各部位的扭傷、拉傷、頓挫傷等急性傷害，和練習方法不對、受傷後姿態動力鍊不正確造成的慢性、重複性傷害。

以跆拳道為例，肌肉力量與大小的重要

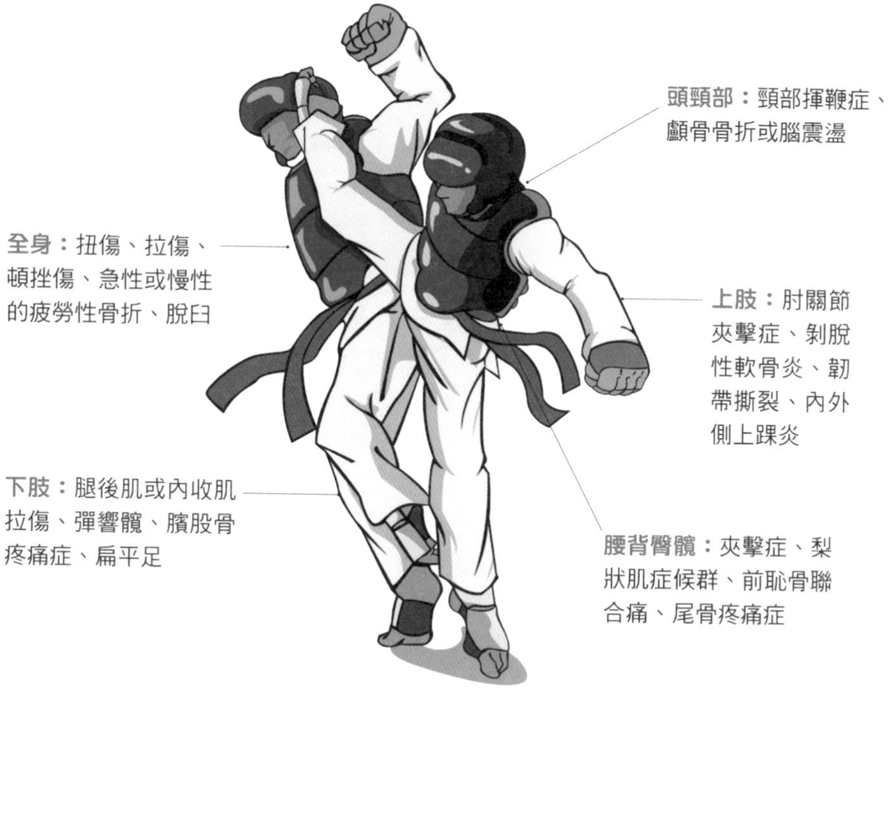
頭頸部：頸部揮鞭症、顱骨骨折或腦震盪
全身：扭傷、拉傷、頓挫傷、急性或慢性的疲勞性骨折、脫臼
上肢：肘關節夾擊症、剝脫性軟骨炎、韌帶撕裂、內外側上髁炎
下肢：腿後肌或內收肌拉傷、彈響髖、髕股骨疼痛症、扁平足
腰背臀髖：夾擊症、梨狀肌症候群、前恥骨聯合痛、尾骨疼痛症

性可能不比速度、爆發力、技巧、訓練、競技策略與柔軟度重要。傷害通常是多處、多重機轉、多類型的合併，此類運動傷害，需熟悉動力鍊（從攻擊的腳到拳頭連線）、運動軸心（站立支撐腳）及競賽攻擊防守方式，例如被迴旋踢、下壓、側踢攻擊受傷機制不同，方能釐清傷害的情形。

下肢的動力鍊，包括了前足、踝關節、膝關節、髖關節到第三至五節腰椎。其中負責關節穩定度的穩定肌肉群，以及韌帶扮演了重要角色。

常見急性傷害

頓挫傷很常見，但若發生在眼睛影響視力需特別注意。可能同時有附近組織受傷（如顏面、眼窩骨骨折等）使用PRICE原

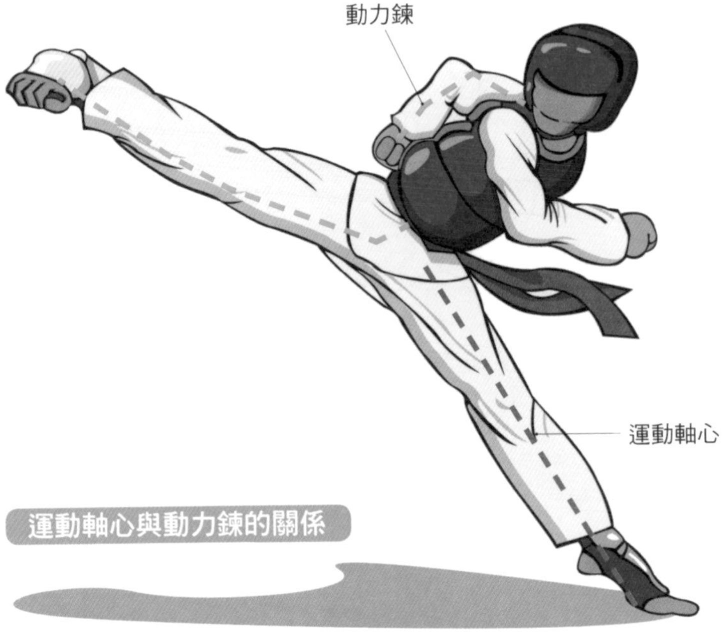

運動軸心與動力鍊的關係

則有助減少水腫。若腫脹過大需考慮有無積血。

扭拉傷為第二常見，常發生在踝關節與膝關節，有時不當牽拉也會導致拉傷。

擦傷裂傷需直接加壓，並使用凡士林藥膏、血管收縮劑等。比賽後再進行傷口縫補。若影響視力則需儘快處理。

流鼻血時可直接加壓、冰敷與使用凡士林藥膏，須詳細檢查有無鼻中膈內血腫或骨折。耳朵的血腫也要儘快冰敷並就醫，避免血腫造成軟骨變形。

骨折在長期訓練選手不算少見，從急性期的直接骨折到慢性的壓力性骨折（疲勞性骨折），任何足掌部或肢體的持久疼痛都必須考慮此症。肋骨骨折也同樣常見。

脫臼（脫位）要視部位而定，手指脫位通常可即時復位並回場比賽。掌骨脫位需注意有無合併骨折與三角纖維軟骨複合體損傷。肩膀脫臼需注意三關節（肱盂、喙鎖、胸鎖）是否不穩定。其餘慢性脫位可能與傷害過後關節鬆弛有關。復位後通常需要X光檢查。

常見傷害部位

頭頸部

通常此類撕裂傷由於臉面血管較淺所以容易流血。發生後需壓迫冰敷止血外，需注意有無先前提到的眼窩底骨或耳朵軟骨受傷。另外頸椎因受外力打擊可能會有揮鞭症，造成之後的肩頸疼痛與手臂麻痛，受傷後需戴頸圈固定、就醫接受復健治療。

腰背部

跆拳道常有迴旋踢、側踢、下壓或換腳踢等動作，運動軸心與動力鍊經常在腰背轉換，背痛與核心肌群強度相當有關。因此在調整動作與治療傷害時，兩側腰背動力鍊通過處都應該做詳細檢查與治療，平常可以網球按摩加自我牽拉調整張力，並且以深蹲增加核心肌群耐力與平衡。

上肢

上肢損傷，除直接掌腕關節的頓挫傷外，最常見就是手肘伸展彎曲不全合併異物感（俗稱卡卡肘），這通常是肘關節囊在伸直下過度撐展，造成其內關節囊與韌帶撕裂傷和產生積水、或手肘半脫位未完全復位、其內有軟骨碎片（剝脫性軟骨炎）或鈣化等，造成肘關節夾擊。症狀輕微者可使用冰敷、抗炎藥物後做輕度牽拉、嚴重者可接受專科醫師檢查是否有韌帶撕裂、軟骨剝離、神經壓迫等問題。

下肢

下肢是跆拳道運動最常見受傷部位。從踝扭傷、腿腳肌肉拉傷、趾骨受傷後急性骨折或慢性的疲勞性骨折、內脛壓力症都常見。有些來自不當牽拉，如腿後肌或內收肌拉傷、彈響髖等。有些則為急加減速或轉彎造成膝蓋肌腱韌帶接處的摩擦發炎，例如髕股骨疼痛症。足部問題如扁平足、先前踝扭傷等都會影響動力鍊順暢，而產生膝、髖腰的張力過大疼痛應注意調整。

第八章

舞蹈與瑜伽

跳舞、瑜伽、體操

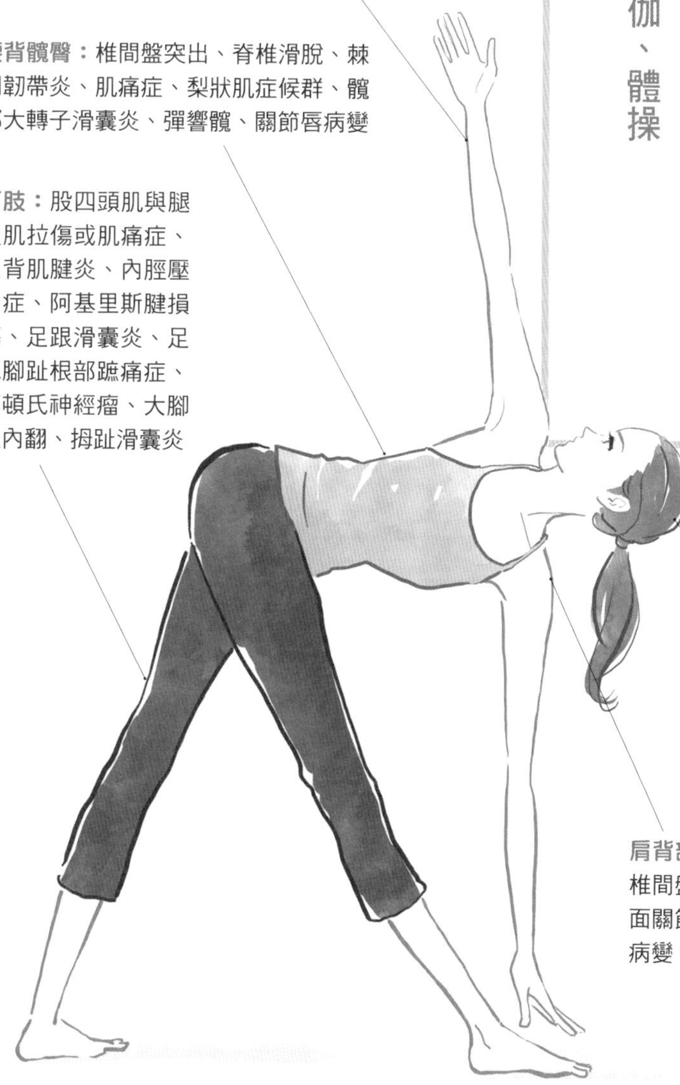
上肢：卡卡肘、二頭肌肌腱炎
腰背髖臀：椎間盤突出、脊椎滑脫、棘間韌帶炎、肌痛症、梨狀肌症候群、髖部大轉子滑囊炎、彈響髖、關節唇病變
下肢：股四頭肌與腿後肌拉傷或肌痛症、足背肌腱炎、內脛壓力症、阿基里斯腱損傷、足跟滑囊炎、足底腳趾根部蹠痛症、莫頓氏神經瘤、大腳趾內翻、拇趾滑囊炎
頭頸部：眩暈、頸椎退化、神經根壓迫、小面關節症
肩背部：肌痛症，頸椎椎間盤突出與退化、小面關節損傷、肩關節唇病變、肩夾擊症

運動特色與傷害模式

舞蹈運動包含許多種例如芭蕾、社交舞、有氧舞蹈、爵士、拉丁、現代舞、街舞、民族舞蹈等，各類運動傷害機轉也都不同。通常都是下半身特別是足、踝、膝、髖與背部最容易受傷，常見的有急性扭拉傷、反覆的慢性傷害，動力鍊使用錯誤、偏移的運動軸心也常是受傷的原因。

我在門診治療過一位體操國手，她因為長期左肘疼痛來我門診，先前在別科檢查說肘關節有退化，需要做關節鏡手術，因為很擔心，所以請教我是否能夠幫忙她儘快恢復。經檢查後，發現她左肘的確有活動度受限，超音波也發現有鈣化現象，看來就是俗稱卡卡肘的鈣化性肌腱炎合併肘關節夾擊。

然而，到底什麼造成非慣用手的左肘這樣反覆發炎？重新檢視她靜止與運動時的動力鍊，果然在手腕發現問題：左掌骨關節有幾個地方韌帶較鬆。原來先前的反覆練習中，因為左側肌力較弱，下意識代償的結果就是手腕和手肘會自然撐到彎曲角度最大處，用關節去提供額外支撐力量，以期和右邊有相同的力量，結果造成關節剝脫性軟骨炎而產生夾擊症。

我告知她手肘的問題是結果，手腕的韌帶鬆弛才是主要原因，加強手掌的抓握力量、對手腕掌骨間韌帶做增生硬化治療，以及加強肩膀的肌耐力，才是根本解決之道。現在這位國手的手肘雖然鈣化點還在，但疼痛的症狀已經不再困擾她了，因為具足夠力量的肩膀和手腕，足以代償讓左肘有休息機會。

常見傷害部位

頭臉部

許多舞蹈動作有激烈頭部旋轉，需注意有無或耳石位移造成的眩暈。倒立以頭支撐動作需注意有無頭皮頭髮毛囊磨損。

頸肩背

舞蹈體操經常有急速抬頭或轉頭動作，對脊椎壓力增大，因此相對頸部肩背的穩定肌肉群（如提肩胛肌、上斜方肌、闊背肌等）過度使用產生肌痛症，頸椎椎間盤壓力增大，突出與退化機會增加。過度到底的伸展牽拉，容易造成小面關節損傷，傷害特徵是抬轉頭時會突然疼痛。

肩胸背

練習時長時間伸展或保持圓肩姿態及前頭姿，容易造成胸大肌和肩胛肌前後繃緊不均產生肌痛症，及神經牽拉造成下肩胛神經壓迫。長時間抬手臂的動作容易產生肩關節唇病變與肩夾擊症。若跌倒撞擊或扭傷也容易有旋轉肌撕裂傷與發炎。過度挺胸下伸展容易造成胸廓出口症。

手臂肘腕掌指

手臂長時間打直姿勢做過度伸展，容易造成卡卡肘與二頭肌肌腱炎。

腰背髖

長時間伸展彎曲腰部，脊椎壓力增大容易有椎間盤突出、脊椎滑脫、棘間韌帶炎：背肌長時間拉扯繃緊容易有肌痛症、梨狀肌症候群；反覆彎曲蹲下容易產生髖部大轉子滑囊炎、彈響髖與關節唇病變。

腿膝腳

運動時不斷用力踩踏容易造成股四頭肌與腿後肌拉傷或肌痛症，在大腿外展下反覆蹲下站起容易造成髂脛束在膝蓋外側的摩擦發炎疼痛。膝關節過度使用容易產生髕股骨疼痛症。

小腿足踝腳趾

長期跳躍容易造成小腿腓腸肌拉傷，反覆提起腳趾與足背，前側脛前肌的收縮摩擦容易產生足背肌腱炎與內脛壓力症。小腿肌群過度使用，容易造成阿基里斯腱損傷與足跟滑囊炎。長期墊腳尖運動站立容易造成足底腳趾根部蹠痛症。太緊鞋楦頭會壓迫腳掌，產生莫頓氏神經瘤或者大腳趾內翻、拇趾滑囊炎等。

這樣做，預防傷害

運動前後應該遵循動力鍊方向，做伸展運動作為暖身與和緩運動。運動後記得做反向伸展與牽拉動作，例如往後仰做伸懶腰動作。運動時，手腕與腳踝要帶護套避免扭傷。

保持訓練

鍛鍊完要做頸背腰的反向伸展操，手臂與腿腳則可使用網球或滾輪按摩後做伸展可減少疲勞性傷害。另外可鍛鍊肩關節與髖關節穩定肌群，強壯的骨盆肌有助於維持良好姿勢與減少背部疼痛。

柔軟度

舞蹈運動常有腿腳肌肉緊繃問題如背闊肌、髂脛束、腿後肌、腓腸肌等。網球按摩、滾筒運動與自我按摩都可幫助腿腳肌肉放鬆，以減少背部膝踝關節疼痛。

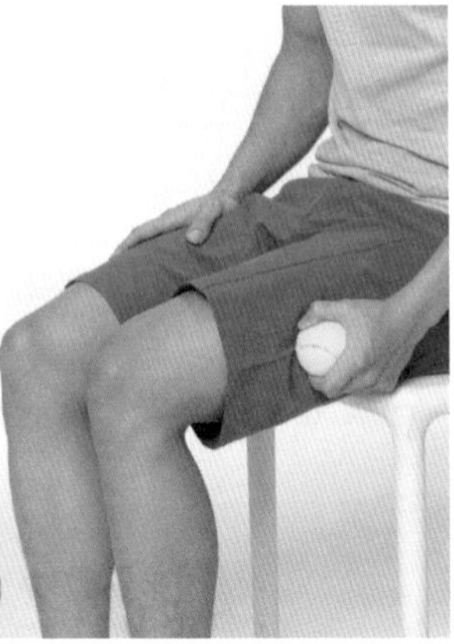

闊筋膜張肌網球自我按摩

強化訓練

注重頸肩腰背和腿部肌群動力區的穩定度與強度夠可增進運動表現，並且預防傷害。深蹲與槓鈴運動很適合增進腰腿部平衡度與肌力。

爆發力與穩定度

背部核心肌群運動，如單膝伸展可以預防下背痛與脊椎滑脫。深蹲可增加核心肌群與大腿肌肉的對稱性穩定度。

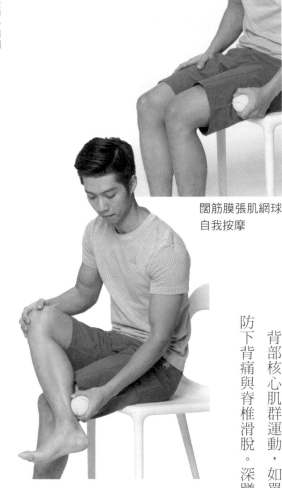

比目魚肌、腓腸肌網球自我按摩

第九章

碰撞性運動

足球、手球、躲避球

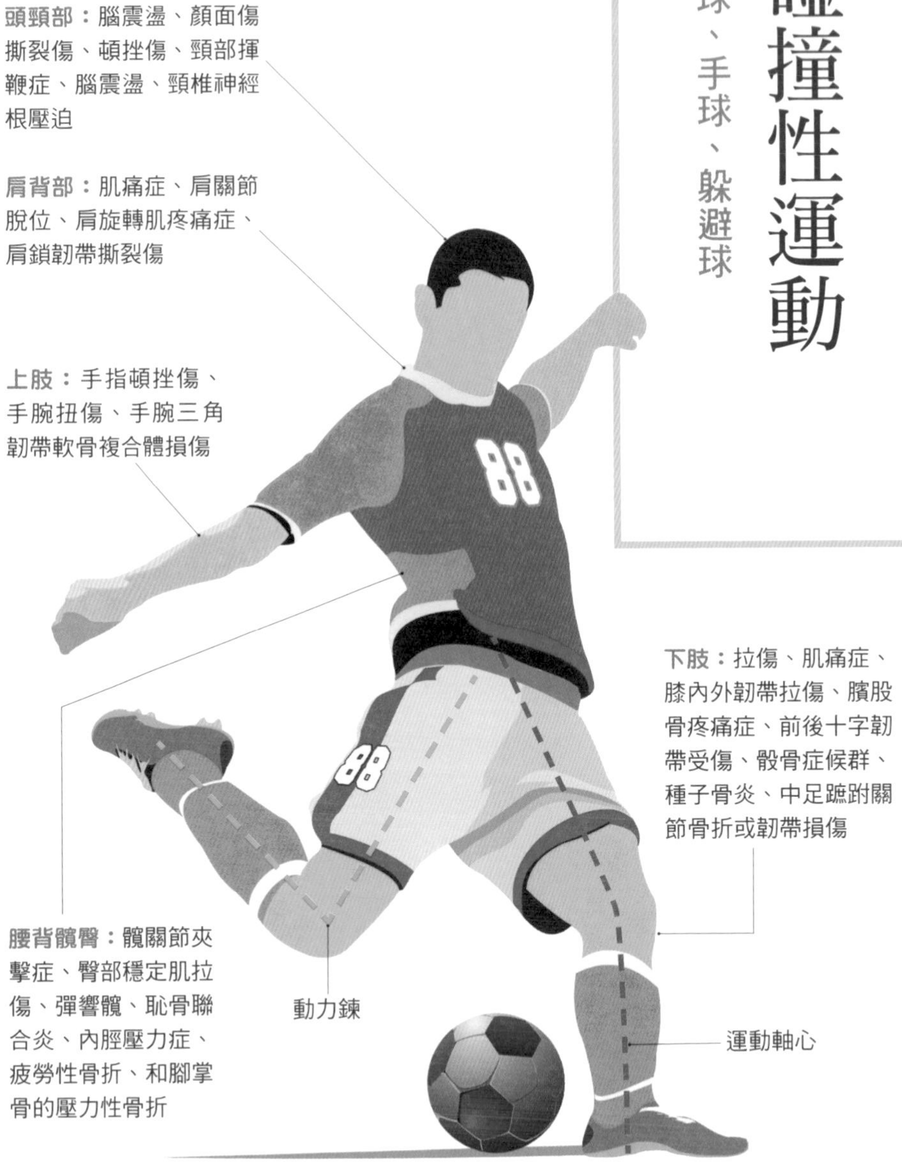
頭頸部：腦震盪、顏面傷撕裂傷、頓挫傷、頸部揮鞭症、腦震盪、頸椎神經根壓迫
肩背部：肌痛症、肩關節脫位、肩旋轉肌疼痛症、肩鎖韌帶撕裂傷
上肢：手指頓挫傷、手腕扭傷、手腕三角韌帶軟骨複合體損傷
下肢：拉傷、肌痛症、膝內外韌帶拉傷、髕股骨疼痛症、前後十字韌帶受傷、骰骨症候群、種子骨炎、中足蹠跗關節骨折或韌帶損傷
腰背髖臀：髖關節夾擊症、臀部穩定肌拉傷、彈響髖、恥骨聯合炎、內脛壓力症、疲勞性骨折、和腳掌骨的壓力性骨折
動力鍊
運動軸心

運動特色與傷害模式

足球屬高體能要求運動，能量消耗約最大攝氧量（從事最激烈運動時，每分鐘所能攝取消耗的氧氣的最高值，稱為最大攝氧量，是心肺耐力的最佳單一指標。一般運動訓練而言，經常會以最大攝氧量50%或60%的強度作為有氧性的運動訓練）的75%，需要連續性耐力加上間歇衝刺，運動員平均每場比賽要跑8至12公里，因此跑步常見傷害在足球運動中也可見到。

手球與躲避球運動和足球相同，對軀幹和下肢平衡度的需求很高，特別是臀、膝、踝部三處的關節。且多數技能需要單腳維持平衡，瞭解受傷時機對於確定診斷很重要，受傷後運動軸心、動力鍊、下肢力量和本體感覺，是治療重點。

我曾診治過一位現役國家代表隊足球選手，他因長期腰痛、臀部痛和足部深處奇怪疼痛感來求治。檢查發現他的腳趾會不自覺緊抓地面，病灶長期運動損傷，使得他第三腳掌骨內側有疲勞性骨折，骨痂形成後影響附近趾間肌收縮順暢度而有激痛點（如左圖），為避免牽拉肌肉所以腳趾自然彎起，因此跑步足部深處時總有尷尬不順暢感，長期下來影響跑步協調順暢

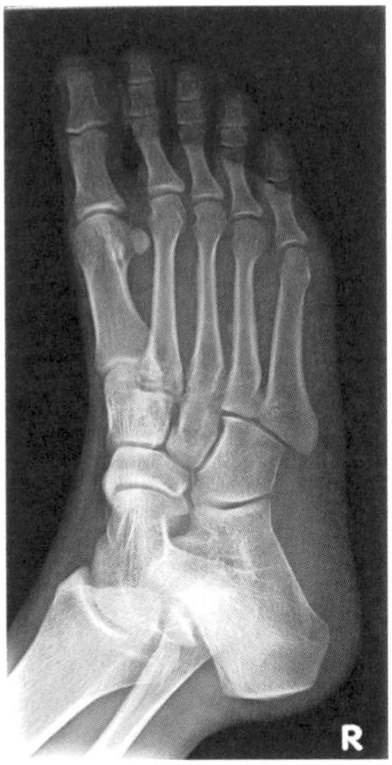

腳掌壓力性骨折後形成骨痂

度、動力鍊偏移而造成臀部和腰部肌肉用力不平均而有梨狀肌疼痛症與髂脛束症。經激痛點注射、自我網球按摩、牽拉和足底抓力訓練後恢復腳掌活動順暢度，同時也解決長年困擾的臀痛和背痛，因為這些疼痛處都屬於同一條動力鍊傳遞。

常見傷害部位

頭頸部

顏面的擦傷撕裂傷、頭錘擊球時的頓挫傷、頸部揮鞭症或腦震盪。經常衝刺導致前頭姿，容易有頸椎神經根壓迫與小面關節症。

肩背部

此類接觸性運動，可能有肌痛症、肩關節脫位與肩旋轉肌疼痛症。若碰撞嚴重則有可能引起肩鎖韌帶的撕裂傷。

臂肘腕指（上肢）

守門員或比賽中容易有手指的頓挫傷，跌倒或剷球時手掌急速下壓容易有手腕扭傷、手腕的三角韌帶軟骨複合體損傷等。

腰背髖臀

快速改變方向、急加速急減速可能導致髖關節夾擊症、臀部穩定肌（臀大肌或梨狀肌）拉傷、彈響髖或恥骨聯合炎。青少年足球選手則需注意股骨頭生長板滑脫症。

腿膝腳踝足（下肢）

急加減速與轉彎，容易造成股四頭肌

（前側）與腿後肌（後側）、闊筋膜張肌（外側）、股薄肌（內側）的拉傷與肌痛症，傳球或阻擋時會用到足與髖部外旋，膝蓋彎曲、足部上彎，容易造成膝內外韌帶拉傷。突然加速減速，前膝部容易有髕股骨疼痛症。急速扭拉傷可能影響膝蓋十字韌帶與半月狀軟骨。青少年跑者更需注意膝關節生長板的受傷。

前後十字韌帶可能在運動中受傷，急性期檢查常會發現積水或核磁共振影像有韌帶腫脹、導致關節有鬆動感、造成骨頭接合處（著骨點）較鬆軟而有鬆弛感。此刻應充分休息後再重複檢查，或在局部注射增生藥物可恢復強度。

小腿壓力性骨折常與內脛壓力症混淆，特別是慢性運動後腔室症侯群(CECS)，可以休息後以超音波確定診斷，必要時可用增生治療促進修復或局部針刺激痛點以減壓（類似放血）。

踢球時可能傷害前腳掌、腳踝、腳趾（特別是大腳趾）。足踝關節常見前踝和後踝的夾擊症和各種過度使用傷害。小腿的內脛壓力症與疲勞性骨折、和腳掌骨的壓力性骨折很常見。此類運動員經常過度跑步，因此骰骨症候群、足底的種子骨炎、中足蹠跗關節骨折或韌帶損傷也常是足部疼痛原因。

動力鍊分析精準找出傷害原因

韌帶肌腱損傷後會影響局部肌肉張力、動力鍊也常會偏移。長期或慢性傷害中，動力鍊的偏移和使用肌肉慣性改變也常造成韌帶肌腱的二次傷害。為維持受傷膝蓋穩定度，反射性緊繃的股四頭肌、股薄肌會造成肌痛症、髕股骨韌帶和內側韌帶的繃緊後摩擦增加，甚至造成上面腰部的肌肉張力不平均而造成腰痛。

第一級肌肉撕裂傷最常見就是局部按壓疼痛，很容易和運動後酸痛混淆，而傳統用於治療酸痛常用推拿按摩可能會加重撕裂程度。由有經驗運動醫學醫師，超音波檢查可找出肌肉撕裂傷。

肌肉撕裂傷後，常因纖維化在原處形成硬塊，影響肌肉收縮協調與完整度，進而影響動力鍊。最常見例子在後腿拉傷後形成硬塊（未消解纖維化），會往上影響腰部與往下影響腿部的運動協調度，必須謹慎處理。

由於足球運動常合併有轉小腿和足部內外翻動作，因此踢球腳與軸心腳都需要注意有無扭拉傷、特別是最容易忽略的高位脛腓韌帶損傷（在膝蓋外側處和踝處都要檢查），慢性期更會影響踝關節穩定肌肉群而影響動力鍊。

兒童與青少年的足球運動傷害，要注意有無影響關節附近的生長板。生長板受損未注意可能引發早期關節退化及長短腳（生長速度不均）等問題。

這樣做，預防傷害

對受傷或鬆弛的踝膝關節貼紮、暖身與靈活度訓練、嚴守在暖身後才做射門訓練、護腿可大量減少傷害。除了前進後退外，也要訓練左右與旋轉上下等動作，以加強本體感覺與神經肌肉訓練，可避免各類扭傷如前十字韌帶損傷。對膝蓋做足夠伸展，可避免後十字韌帶著骨點的拉傷。

爆發力、穩定度訓練與核心肌群訓練應納入鍛鍊計畫。

脫水問題也要注意。運動員脫水2％就可影響運動表現，脫水3％才會感覺口渴，且喝的量通常不夠流失，脫水3％時會影響表現約30％，有時會和運動傷害或過度訓練混淆，可由高量補充水分改善體溫調節。

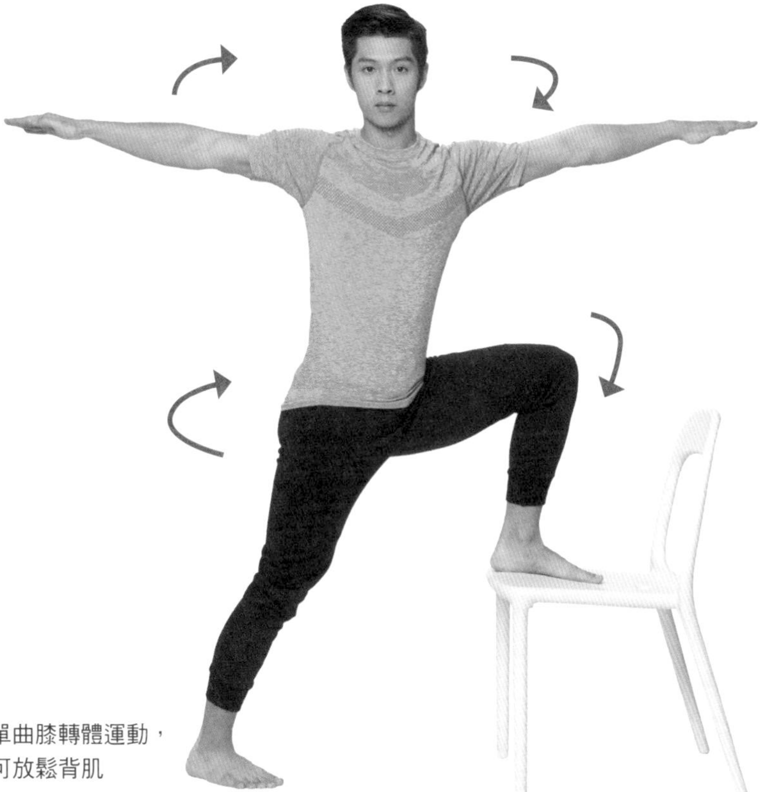

單曲膝轉體運動，
可放鬆背肌

第十章

極限運動

運動特色與傷害模式

極限運動包括登山、攀岩、溜冰、滑板、直排輪等。此類運動中，全身關節肌肉都會用力與受力，而且意外扭拉摔傷機會很高，骨折也經常見到。例如滑雪運動，前F1賽車手舒馬克，曾在滑雪時發生事故，頭部撞到岩石嚴重受創，陷入昏迷狀態數週。而住在亞熱帶的我們其實多數人極少在雪地活動，因此我常建議病患，若想滑雪，要先學習在冰上行走，要能適應跌倒，得先從樓梯滾下開始練習。

常見傷害部位

頭臉部

包括曬傷、光刺激眼睛、跌倒摔落傷害如頭臉部擦傷、腦震盪、下巴骨折等。

頸肩背

意外跌倒摔落時可能造成頸椎揮鞭症、椎間板突出壓迫神經、鎖骨肋骨骨折、及肩膀三關節（肩盂、胸鎖和喙鎖關節）的韌帶撕裂與關節鬆脫。頸肩背的穩定肌肉群（如提肩胛肌、上斜方肌、闊背肌、提頸肌等）的急性扭拉頓挫傷與過度使用後的肌痛症也常見。

肩胸背

跌倒摔落時以手撐地，可能造成手掌扭傷肩扭傷、旋轉肌撕裂傷與發炎、關節脫臼骨折、鎖骨骨折等。長時間屈伏姿勢圓肩姿態，容易造成胸大肌緊縮，肩胛肌繃緊產生肌痛症，及神經牽拉造成下肩胛神經壓迫，受傷後若未適當復健則容易有手臂旋轉軸心偏移，產生肩關節唇病變與肩夾擊症。

手臂肘腕掌指

跌倒摔落時手臂若呈打直姿勢，容易造成卡卡肘與二頭肌肌腱炎。長期抓握姿勢下容易有外側上髁炎。若跌倒以手掌撐地，容易有手腕扭傷、三角纖維韌帶軟骨複合體的損傷、脫臼與骨折。長時間手掌抓握成彎曲狀容易有扳機指。

腰背髖

跌倒摔落時若以臀部著地，可能有臀部肌肉的頓挫傷，以及尾骨疼痛症。反覆彎曲伸直大腿容易有髖部大轉子滑囊炎、彈響髖與關節唇病變。

腿膝腳

攀爬時腿腳急速用力容易造成股四頭肌拉傷，大腿外展下反覆彎曲用力容易造成闊筋膜張肌與股薄肌相對張力不平均而產生肌痛症。膝關節過度使用容易產生髕股骨疼痛症，及髂脛束在膝蓋外側的摩擦發炎疼痛。

小腿足踝腳趾

急速用力容易造成小腿腓腸肌的拉傷，反覆抬起腳趾與足背，前側脛前肌的收縮摩擦容易產生內脛壓力症。小腿肌群過度使用，容易造成阿基里斯腱的損傷與足跟滑囊炎。若穿太緊鞋楦頭會壓迫腳掌，產生莫頓氏神經瘤或大腳趾內翻、拇趾滑囊炎等。

這樣做，預防傷害

參與此類運動時，一定要穿戴足夠的保護設備如頭盔、護肘、護膝、手套等以避免撞擊傷扭拉傷。也要注意防曬與戴墨鏡避免皮膚與眼睛受到紫外線傷害。訓練時也需依據運動特性來作鍛鍊。

熱身與和緩運動

運動前後應該遵循動力鍊方向，做熱身與和緩運動。運動後記得做反向伸展與牽拉動作，例如往後仰伸懶腰的動作。

保持訓練

應注重跳躍、平衡與關節肌肉的強化，鍛鍊完要做頸背腰的反向伸展操，手臂與

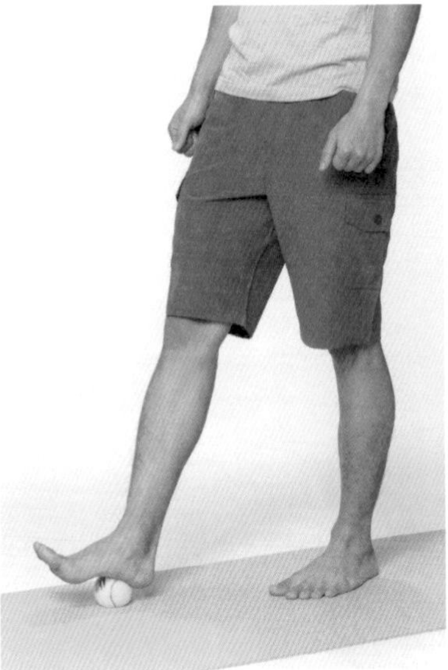

以網球前後滾動做足底筋膜伸展

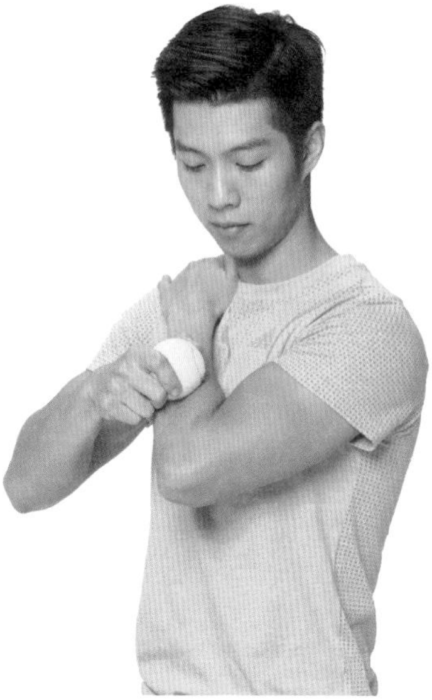

以網球按摩放鬆伸腕肌群激痛點

腿腳則可使用網球或滾輪按摩後做伸展可減少疲勞性傷害。另外可鍛鍊頸肩關節與髖膝關節穩定肌群，有助於維持良好姿勢與減少頸背疼痛。

柔軟度

鍛鍊下半身與下肢的活動度可減少跳躍落地時的衝擊力，深蹲與俯撐動作可幫助鍛鍊下半身肌肉。

強化訓練

深蹲與槓鈴運動很適合增進腿部肌力。引體向上可強化肩背和抓握的肌力預防傷害。

爆發力與穩定度

深蹲運動也可幫助維持骨盆動力區的穩定度。槓鈴蹲跳可強化股四頭肌並提供平衡訓練，在跳躍落地時可協助穩定髖、膝、踝關節。

第二部

各部位常見運動傷害的預防、復健與強化

第一章

頭部・頸部

頭部運動傷害

運動中的頭部損傷相較於車禍等其他意外事故中的傷害來的溫和，但仍需謹慎評估與處理。

評估運動員頭部受傷時，必須一併考慮局部損傷、血管性和附近相關損傷（如頸椎或顱骨骨折等）。累積性損傷、撞擊後症候群與其他頭部損傷後遺症也可能會導致顯著病症。對頭部強力撞擊就可能造成腦震盪（暫時性腦部功能失調），撞擊後即使沒有明顯外傷，還是應該在急性期排除可能的腦部與顱骨損傷，並定期追蹤。

腦震盪

腦震盪是最常見的頭部運動損傷，特別是跆拳道、空手道、散打搏擊、拳擊、橄欖球等接觸性運動。而相關診斷、致病機制、與治療的新觀念一直在進展，請注意相關網站與書籍。

腦震盪是指因為直接撞擊或間接搖晃等原因，造成大腦功能的損害。依症狀分為輕度、中度和重度（下表）。最明顯症狀是選手的意識短暫喪失，或受傷後發現明顯的意識混亂或失憶。由於神經功能缺損常是輕微的，所以受傷運動選手與觀察者很容易忽略。需特別注意的腦震盪症狀包括失憶（受傷前和受傷後的記憶），意識喪失、頭痛、頭暈、噁心、注意力減損和視力模糊等。其他包括混亂及迷失方向感、頭暈、耳鳴、無法記起比賽細節（期間、對手、得分、規則等）、看到閃光、注意力不集中、複視（看東西有兩個影子）、言語不清、不恰當行為（突然笑或哭）、暴躁不安、味覺或嗅覺改變、平衡變差、運動能力下降等。

症狀可能持續數秒到數天。有時會有功能失調或腦震盪後症候群（如頭痛、頭暈、耳鳴、易怒、記憶障礙、噁心及嘔吐、乏力等），可持續數月到數年。初次腦震盪的預後大多算良好，然而有些患者還是會有急性、危及生命的後遺症需要緊急評估和後續追蹤處理。有些則會有輕度

證據醫學為主的腦震盪分類表

種類單位	輕度/第一級	中度/第二級	重度/第三級
Cantu	無LOC; PTA PCCS<30分	LOC<1分 PTA>30分但<24小時 PCCS>30分但<7天	LOC>1分 PTA>24小時 PCCS>7天
美國神經醫學會	暫時性混亂 無LOC 異常症狀15分內恢復	暫時性混亂 無LOC 異常症狀恢復多於15分	任何LOC

LOC：喪失意識　　PTA：創傷後失憶　　PCCS：腦震盪後除失憶外症狀

到中度失能的慢性後遺症。目前已有足夠醫學證據指出：不建議讓腦部反覆受到傷害。

評估腦震盪時該注意有無過去頭頸部受傷病史（包括顏面部）、嚴重程度與機轉（如直線性，旋轉性）、是否有結構性損傷、先前受傷等。目前認為失憶症嚴重程度可能是較好的嚴重度指標。

頭皮與顏面撕裂傷

頭皮和臉部有多層豐富的血流供應，大傷口或撕裂傷可能造成顯著出血。頭臉部出血應找到出血點，看是否能用壓迫冰敷止血。若持續出血需要儘快就醫。頭皮撕裂傷要檢查是否為線性或凹陷，若直接撞擊，可能有潛在的顱骨凹陷性骨折。若沒有頭骨骨折可以直接壓迫法來止血。通常包敷傷口加冰敷會有用。傷口在縫補前要好好清創和沖洗。

顱骨與顏面骨骨折這類運動傷害，以接觸打擊類運動如拳擊、空手道、跆拳道、散打搏擊等接觸性運動最常見。顴骨因位置突出，容易因直接撞擊受傷，例如格鬥競技常以頭部為攻擊目標。受打擊部位會有淤傷、腫脹、疼痛及臉部麻木刺痛感，嚴重者會變扁平凹陷。若影響眼窩骨則會有複視及眼下出血。下頷骨骨折和顳顎關節脫臼也常見於自行車、拳擊、跆拳道、空手道等接觸打擊類運動。此類骨折患者可能會呼吸困難，也有吸入血液或唾液等風險需立即處理，脫位的顳顎關節需復位。

骨折分為線性或者凹陷性骨折，由直接撞擊所引起，單純線形骨折常會有局部疼痛和腫脹，顱底骨折（線性）常發生在顳骨，可出現耳出血、耳漏、流鼻涕（腦脊液漏出）、眼眶周邊瘀青（浣熊眼）或耳後瘀青（戰鬥跡象）。

凹陷性骨折則可在頭皮裂傷觸摸到深層的凹陷，有些會有意識喪失、噁心，嘔吐等神經症狀。嚴重者需要安排電腦斷層與骨頭X光以決定病灶與嚴重度。軟骨損傷則常見於鼻子與耳朵，通常外觀有淤青與腫脹就必須注意，可施予冰敷並用護套固定，嚴重者需抽吸積血或引流。骨折至少6週需禁止從事原接觸性運動，2週後可做如腳踏車等低強度運動，通常3個月內可緩解。

注意事項

針對運動特性的個人化診斷和治療最重要，必須以當下發生情況判斷。任何懷疑有腦震盪或其他頭頸傷害的運動員應該暫停比賽，並由醫療人員做評估，最重要原則是，如果懷疑為腦震盪，就該讓運動員離場休息接受檢查。運動員若有任何惡化症狀、意識狀態改變、或顱內出血等症狀，應馬上後送至急診。懷疑頸椎損傷時應先以頸圈固定和並送到急診。

腦震盪傷害的嚴重度和症狀持續時間、失憶症狀和長時間意識混亂相關。必須更謹慎面對兒童和青少年的腦震盪。現有研究認為他們需要更長時間恢復。有症狀的運動員不可回到運動場，直到無症狀才可啟動個人化、漸進性、逐步性的回歸訓練競賽計畫。

頸部運動傷害

先前我們提到，橄欖球、美式足球這類碰撞性運動，以及格鬥、搏擊、跆拳道、空手道、柔道或等技擊運動，衝撞時常使頸部過度前彎和後仰（也就是「頸椎揮鞭症」），並且常合併頭頂的衝擊，所以常發生頸部甚至頭部（以腦震盪為主）運動傷害。還有近年流行的瑜伽，雖然是靜態的伸展，但也常發現頸椎的運動傷害。其他像是體操、跳水等運動頸部彎曲角度過大，當跳水角度過小，或泳池深度不夠時，都可能發生頸部脊髓損傷。

頸部有神經、血管、氣管等構造通過，如果受傷會造成極大的影響。而頸部穩定度由肌肉韌帶支持，相當靈活，可做旋轉、側彎、點抬頭、前後伸八個軸向的動作，所以頸部運動傷害時常有三多：多種組織損傷（如肌肉、神經、韌帶）及多樣機制（如扭傷、拉傷、頓挫傷）和多處（如頸部上方靠近頭部，頸部中間與靠近肩膀處）。

頸椎由七個脊椎骨（龍骨）組成，可支撐頭部也可保護裡面的脊髓。脊髓內有通往軀幹手腳的神經，若受傷可能造成手腳麻痺無力甚至無法呼吸而死亡。頸椎外面則由韌帶、肌腱、肌肉所固定，而彎曲度變小頸椎變直，頭部重心往前造成後面的韌帶肌腱肌肉過度緊繃，及其內的脊髓拉扯壓迫而造成疼痛。

脊髓受傷後麻痺範圍會依受傷部位有所不同，大部分會有手腳麻痺現象。若損傷位置非常靠近頭部，也會影響附近的延腦，造成呼吸麻痺甚至猝死。

由於頸部神經分布緻密，疼痛經常會依「大遮小」原則，也就是最大的疼痛會掩蓋住第二或第三、四痛的位置，因此找出最痛點治療後，還需注意附近其他部位或同部位其他種類組織有無較小損傷尚未治療，以免傷者總覺得自己的疼痛或運動傷害沒有治癒，其實依舊不適的原因很可能其他的因素，而不是當初治療的最痛的部位，造成病情的誤判。

治療重點

如果傷害造成的疼痛還伴隨著眩暈、耳鳴、昏迷、手腳麻痺無力、大小便失禁或解不出、肌肉萎縮或抽搐等症狀，就是需要儘快就醫的急症。

若有上述的外傷或撞擊病史與手腳麻痺同時出現時，要懷疑頸椎脊髓損傷。最好到醫院接受神經功能檢查，並接受X光、電腦斷層或核磁共振影像看頸椎受傷位置與程度。若隔天發生頸部疼痛和活動受限，則可能是運動傷害後引起的落枕。

頸椎損傷的人不可以隨意搬動，要用硬式頸圈固定好頸部後再移動，移動時要如同搬運木材搬支持肩膀與臀腿後搬動病患，事發現場須先將受傷選手移到安全的地方，再請救護車送至醫院。

頸部若無法穩定時，可找個能固定頭部的擔架，到醫院檢查後若發現頸椎移位壓迫脊髓時，就必須以手術移除壓迫處，使頸椎能回到原先位置，之後再針對麻痺無的部分進行復健。

除頸圈固定外，頸部運動傷害患者也可利用冰敷或涼敷減緩，每次10～15分鐘，

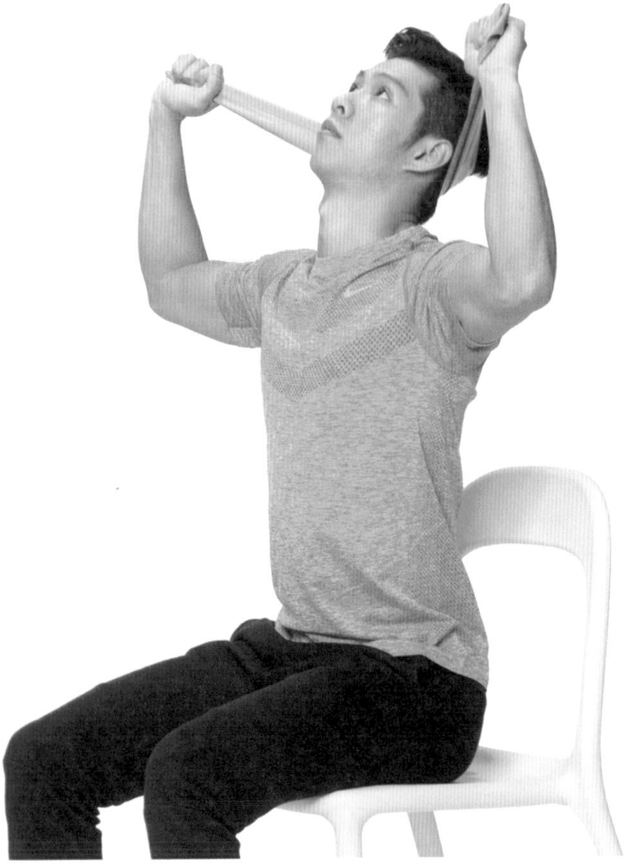

休息5～10分後再繼續。

如果頸椎弧度降低，活動變得不靈活，平常可用毛巾或彈力帶捲起自我鍛鍊（如左圖）。

預防、強化與復健

上述的頭頸運動傷害的高危險族群，平常該練習攔截、衝擊時的基本防護動作，並強化頸部肌力，例如收縮肌、淺層肌與後頸的肌力，以及穩固脊椎的強化操，最好盡早找醫師評估是否有先天性頸椎融合等先天性異常。

因為，頸椎異常很容易引起損傷，一旦發現頸椎有不正常狀況，例如活動有聲響或轉動會疼痛麻木時，最好避免做對頭部或頸部造成負擔的運動。橄欖球、美式足球的運動員，最好接受完整檢查。而為避免讓頸部運動傷害造成重大後遺症，運動傷害發生時第一時間的觀察，會影響診斷與之後治療，因此在運動場或練習場邊的觀察、傷後錄影的重新審閱都很重要。

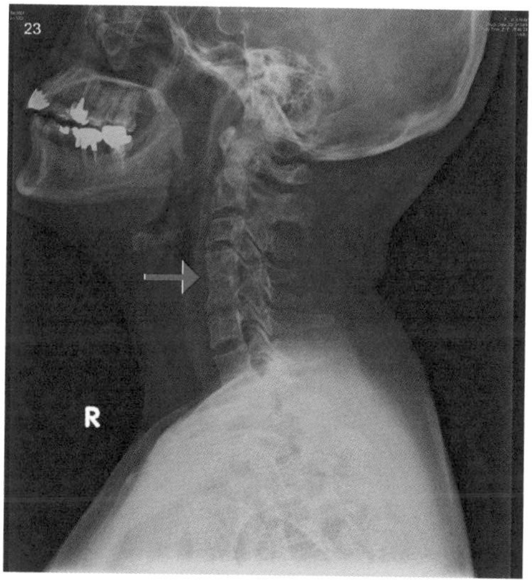

箭頭處為頸椎椎體融合

運動中腦震盪的孩童與青少年對應建議

腦震盪的兒童青少年應該由醫師進行評估，並在返賽前接受體檢。

腦震盪後運動員不該做任何體力活動，直到在休息和運動時完全無症狀為止。

身體和認知的勞累如寫作業、玩視頻遊戲、使用電腦或看電視可能會惡化症狀。

腦震盪症狀通常7到10天改善，但一些運動員可能需幾週或幾個月才能完全恢復。

神經心理學測試能為運動員和他們家屬提供客觀數據，但測試只是個和運動腦震盪相關完整管理的第一步。

沒有證據證明任何藥物對治療腦震盪是安全和有效的。

若已多處腦震盪、或遇到後腦震盪症狀為三個月以上的運動員應考慮從接觸性運動退休。

頸痛的區別

引發原因	疾病範例	疼痛類型	常見徵兆	其他注意事項
骨骼	1. 轉移性骨炎 2. 退化性關節炎 3. 小面關節炎	1. 夜間疼痛，休息時更痛 2. 頸部轉動、移動時疼痛 3. 抬頭、轉頭時疼痛	1. 可能合併有體重減輕、疲勞倦怠 2. 病史有負重或過度使用 3. 通常之前有頸椎揮鞭症病史	骨頭的疼痛
肌肉	1. 肌筋膜疼痛症 2. 痙攣性斜頸症 3. 落枕	1. 有特定的激痛點（阿是穴） 2. 肌肉收縮的疼痛 3. 早上起來脖子鎖住不能動彈的疼痛	1. 有特定轉位痛 2. 敲擊頸部會誘發反應 3. 完全無法轉抬頭	有局部紅腫痛可能為組織感染
肌腱韌帶	棘間韌帶炎	特定轉向或點頭會導致疼痛	可能合併無力，例如肩膀旋轉肌肌腱損傷而可能無法抬高過肩	若疼痛擴大合併無力可能為撕裂傷
軟骨	椎間盤突出症	頸痛合併有手臂麻	會以皮節分佈	經治療後若仍持續疼痛，可能為軟骨破裂或感染

滑囊	後枕滑囊炎	局部紅腫痛壓痛	雖然疼痛但關節活動和力量都還保存	若持續紅腫痛可能為細菌性滑囊炎，須儘快就醫
神經	1.後枕神經炎 2.三叉神經痛 3.帶狀疱疹後神經痛	1.後頸部會有麻刺疼痛感 2.臉頰、頸部會有疼痛感 3.在以往發作疱疹處會疼痛	輕敲拍會引發症狀 氣候變化時症狀明顯	若長水泡紅疹須注意可能為帶狀疱疹
內科疾患	1.高血壓 2.轉移性腫瘤 3.肺外結核病 4.風濕性關節炎 5.剝離性動脈瘤 6.帶狀疱疹	1.脹痛，有時會嘔吐 2.夜間疼痛，休息時更痛 3.反覆疼痛 4.早上僵硬疼痛 5.找不到特定位置的放射脈動狀劇痛 6.突然發生的局部疼痛	1.整個頭頸部分佈，特點是血壓高 2.可能會有體重減輕、疲勞倦怠 3.疲勞倦怠、畏寒 4.有時會有手腳關節腫大 5.有時會有血壓高 6.有時疼痛處會長水泡	1.血壓沒升高，有可能只是沒有按照時間正確測量 2.疲勞、體重減輕這些主訴，要記得提醒自己跟醫師注意 3.有時關節腫痛跟頸部痛可能有關係

頭部・頸部強化復健運動

頭頸部屈肌群

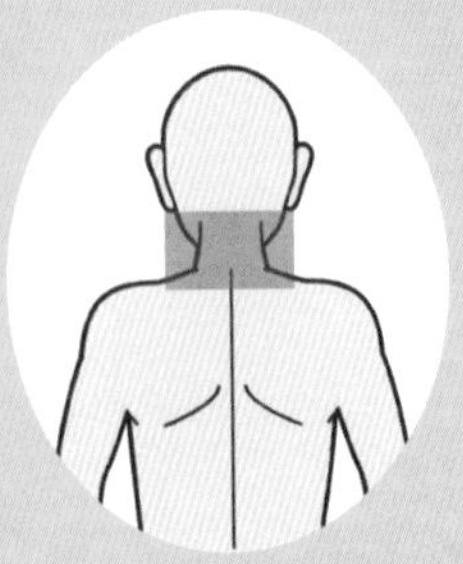

＊**什麼時候該鍛鍊**：頸部後仰容易感到疼痛，出現直頸的情況，出現頭痛症狀，出現落枕與頸部扭傷症狀時

＊**哪裡會感到疼痛**：額頭、頭頂、耳部、下顎

＊**伸展按摩何處來改善**：頭頸部屈肌群（胸鎖乳突肌、前斜角肌）

基本操
★

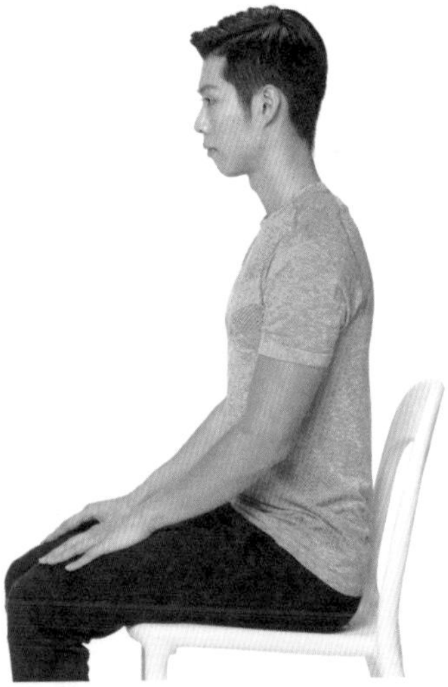

❶ 坐在椅子上，挺直背部。

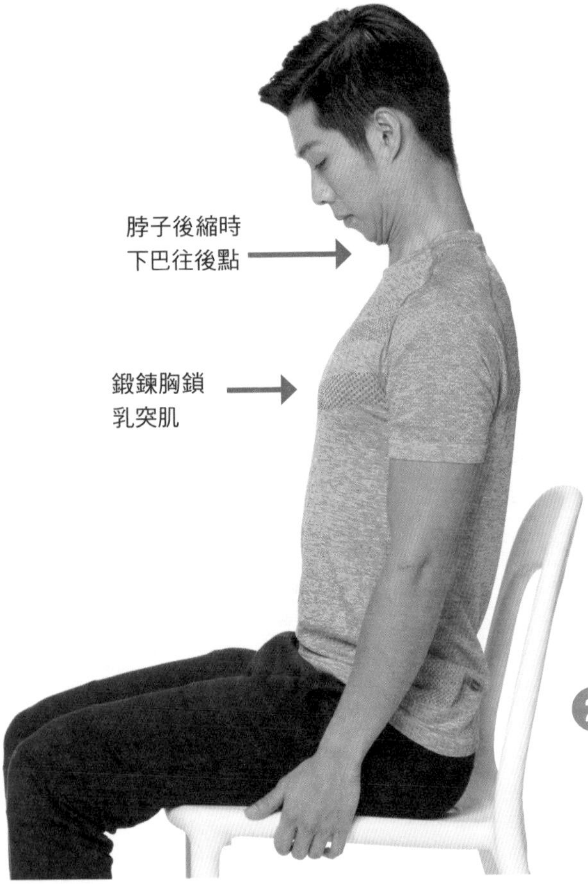

❷ 頸部往前傾，收下巴。維持此姿勢5-10秒，上背部不要彎曲。

進階操
★★

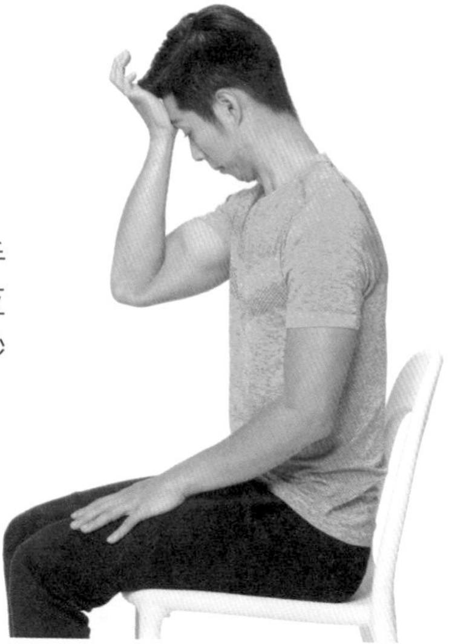

1 坐在椅子上，挺直背部。

頸部往前傾，收下巴，以右手支撐住前額，有如手和頭部互推的姿勢。維持此姿勢5-10秒後放鬆。

進階操
★★★

使用彈力帶強化訓練

1 坐在椅子上，挺直背部，並將彈力帶纏繞於額頭前。

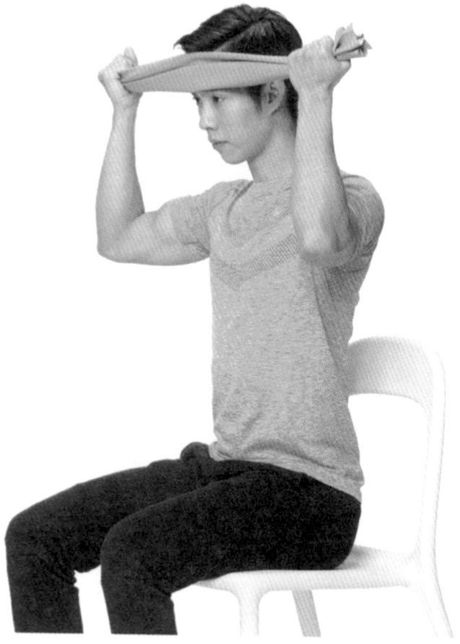

2 固定手肘位置，頸部往前傾，收下巴，注意軀幹不要彎曲。維持此姿勢5-10秒。

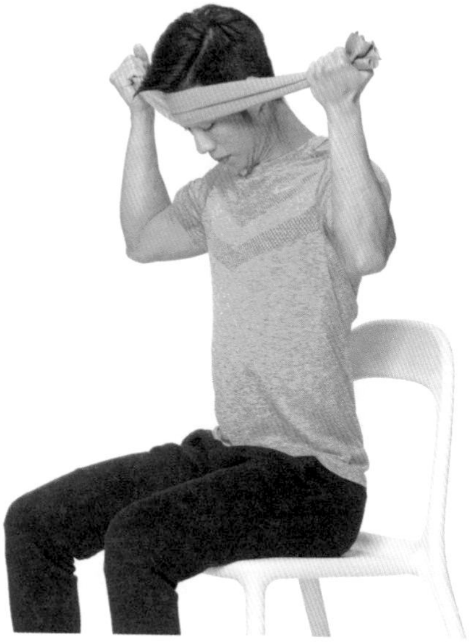

頭部・頸部強化復健運動

伸肌群

＊什麼時候該鍛鍊：頸部後仰容易感到疼痛，出現直頸的情況，出現頭痛症狀，出現落枕與頸部扭傷症狀時

＊哪裡會感到疼痛：額頭、頭頂、耳部、下顎

＊伸展按摩何處來改善：肩頸部屈肌群

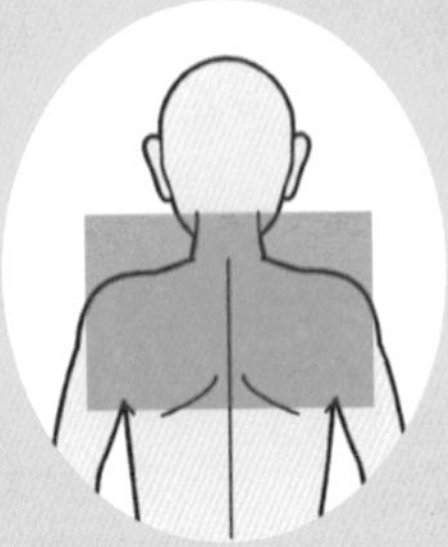

基本操
★

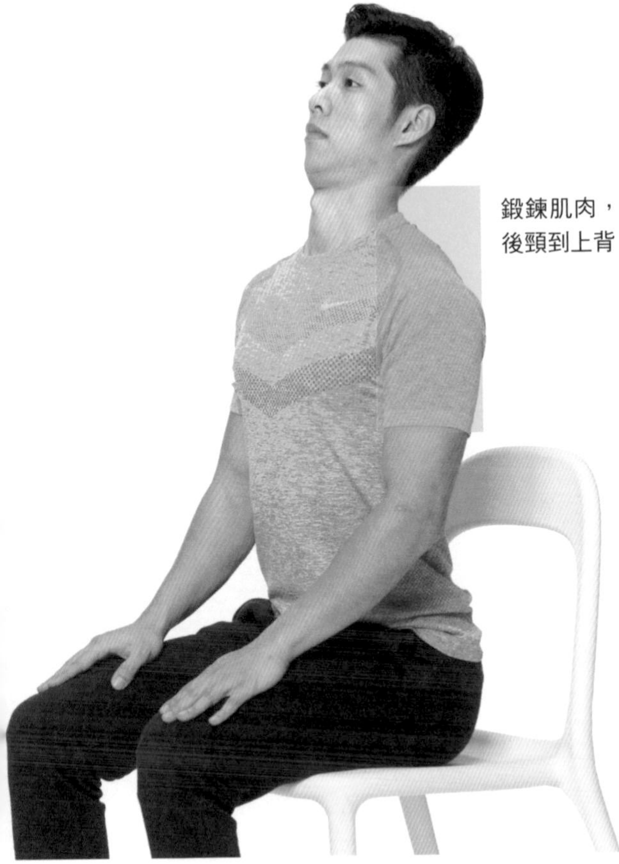

鍛鍊肌肉，
後頸到上背

1 坐在椅子上，挺直背部。

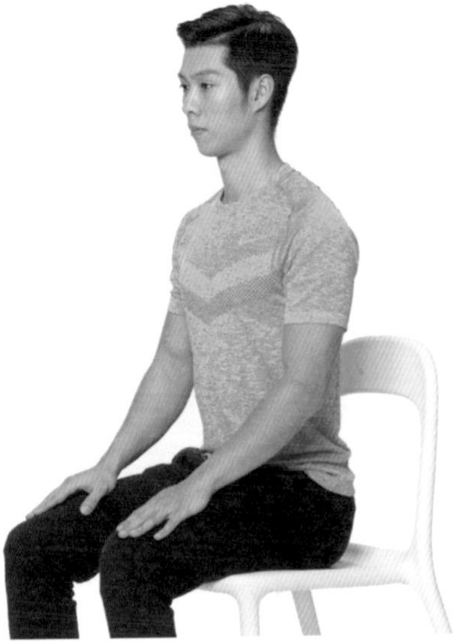

2 只有頸部慢慢往後仰，並抬起下巴，維持此姿勢5-10秒後放鬆，軀幹不要彎曲。

進階操 ★★

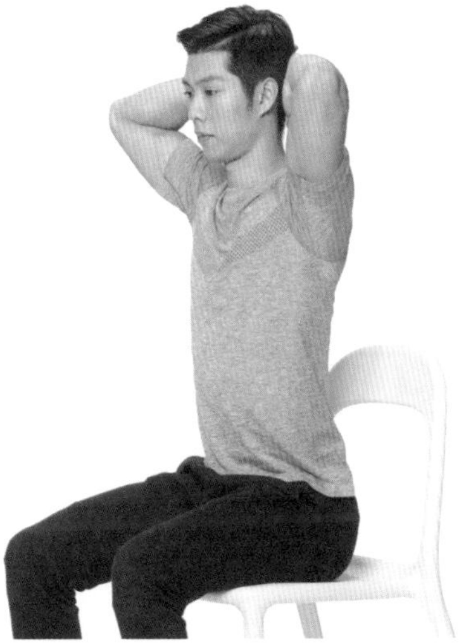

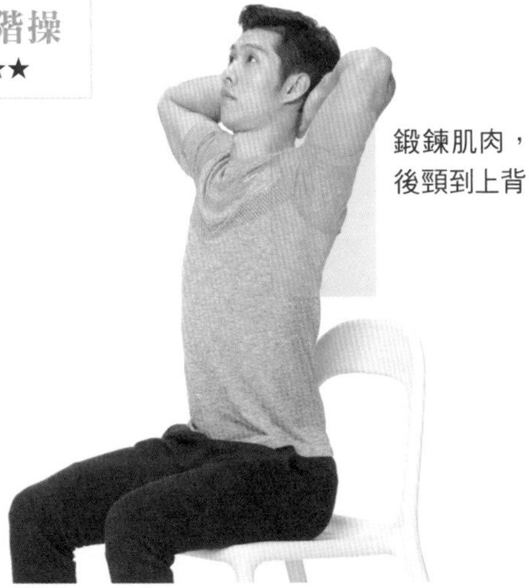

1. 雙手抱頭坐在椅子上，挺直背部。

2. 手壓住頭部，頸部往後仰，維持此姿勢5-10秒後放鬆。

進階操 ★★★

使用彈力帶強化訓練

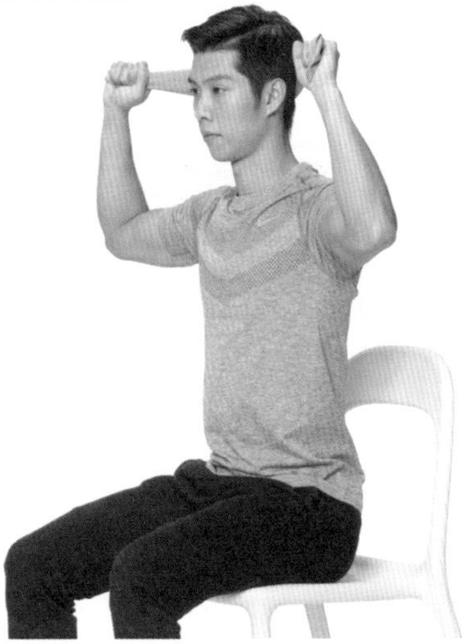

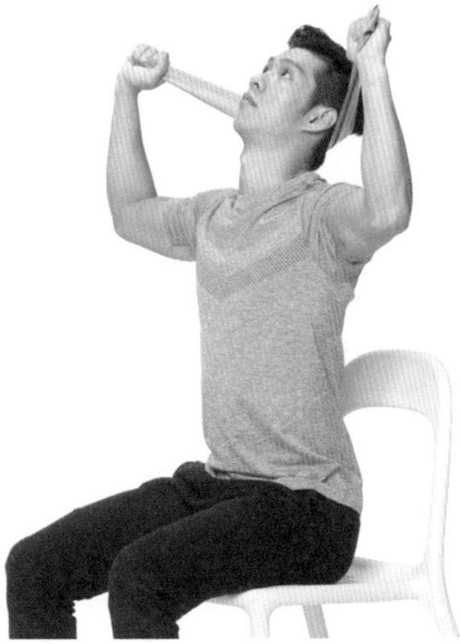

1. 坐在椅子上，挺直背部，並將彈力帶纏繞貼近於枕部（後腦勺）。

2. 固定手肘位置，再將頸部向後仰，注意軀幹不要彎曲。維持此姿勢5-10秒後恢復原姿勢。

頭部．頸部強化復健運動

外側屈肌群

＊什麼時候該鍛鍊：頸部傾向側邊容易感到疼痛，出現落枕與頸部扭傷症狀時
＊哪裡會感到疼痛：頭部、後頸、下顎、耳部、肩膀、背部、胸部、手臂、手
＊伸展按摩何處來改善：相反側的外側屈伸肌

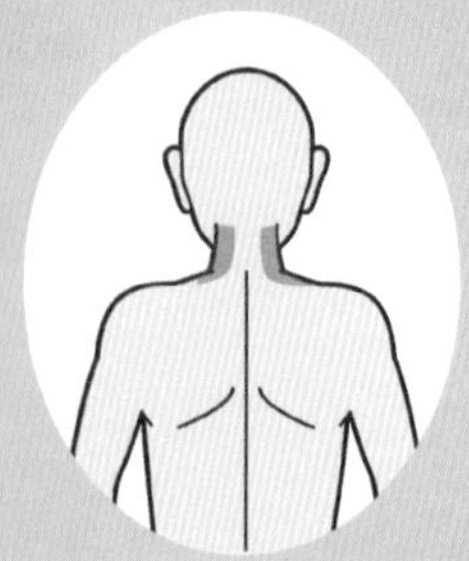

基本操
★

1 坐在椅子上，挺直背部。

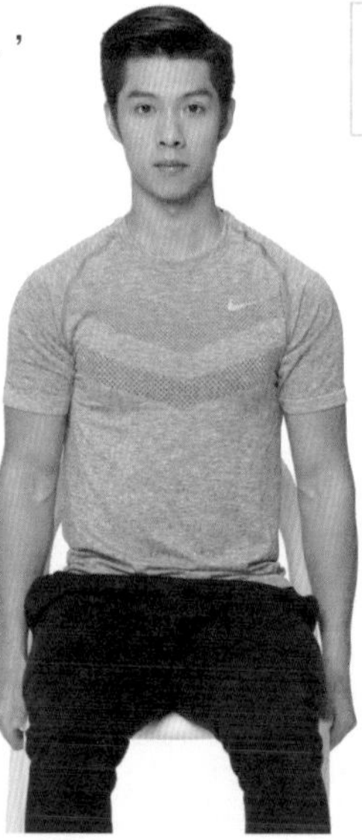

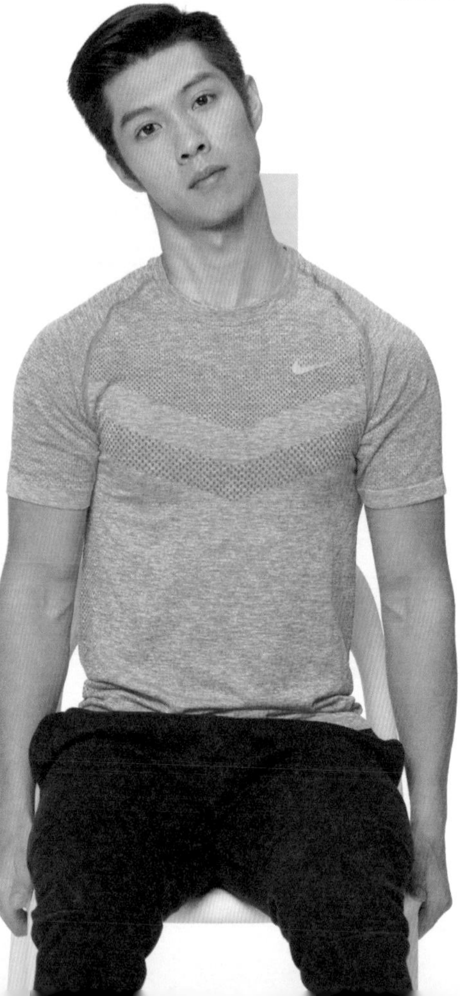

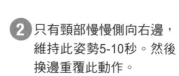

2 只有頸部慢慢側向右邊，維持此姿勢5-10秒。然後換邊重覆此動作。

進階操
★★

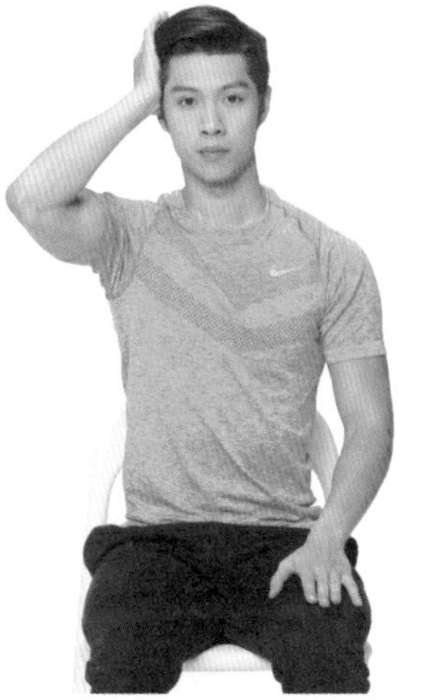

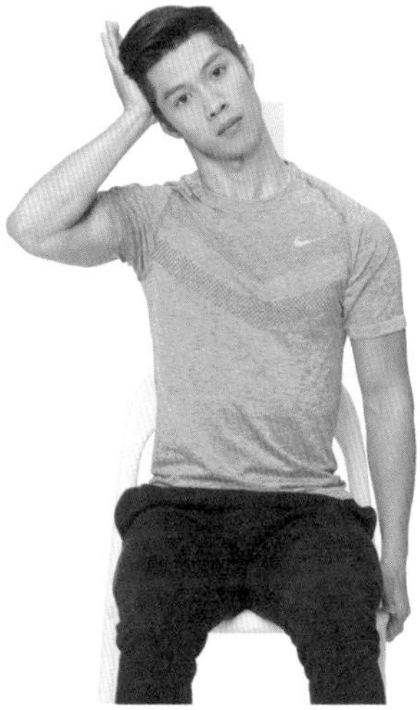

1 坐在椅子上，挺直背部，頭朝正前方，右手放置於右側頭部。

2 手壓向頭部，頸部也往右側倒，頭手互推，用力，維持此姿勢5-10秒後放鬆。然後換邊重覆此動作。

進階操
★★★

使用彈力帶強化訓練

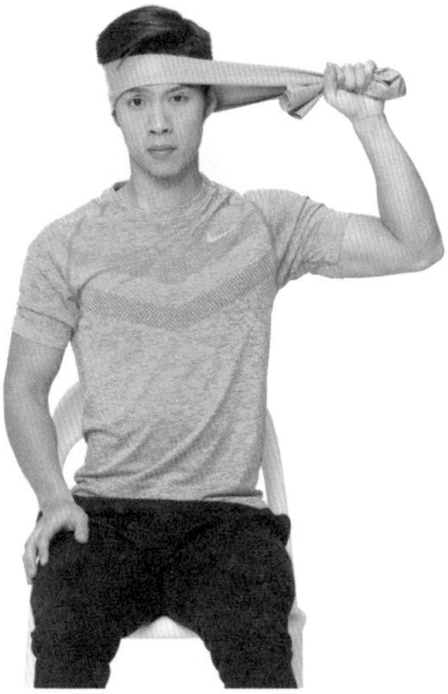

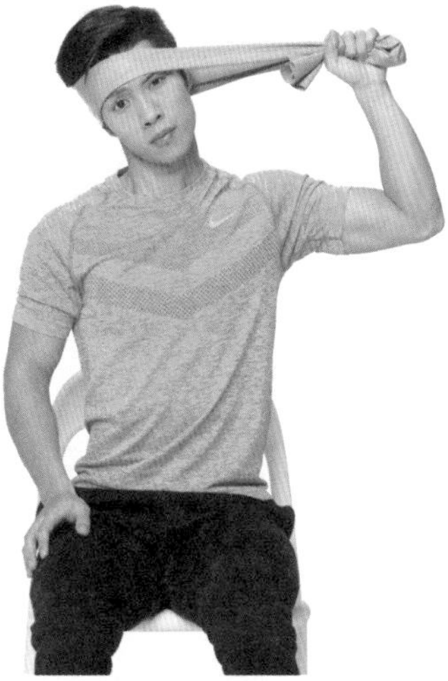

1 坐在椅子上，挺直背部，並將彈力帶纏繞於頭部，以左手固定彈力帶。

2 固定手的位置，再將頭部往右側傾， 注意軀幹不要彎曲。維持此姿勢5-10秒後放鬆。 然後換邊重覆此動作。

頭部‧頸部強化復健運動

旋轉肌群

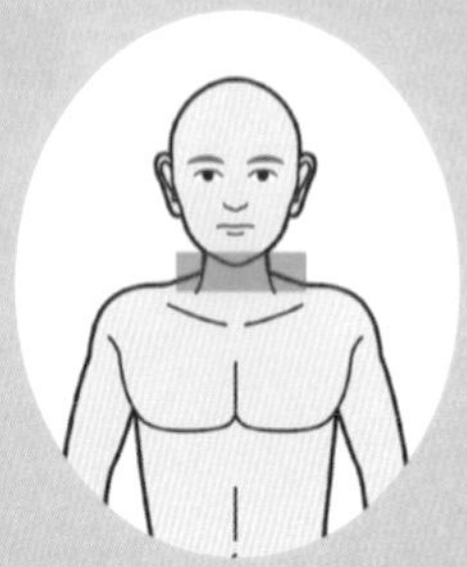

＊什麼時候該鍛鍊：轉頭向後時容易感到疼痛，出現落枕與頸部扭傷症狀時，看電腦或電視而長時間朝向同一方向

＊哪裡會感到疼痛：頭部、 下顎、耳部、肩膀、背部

＊伸展按摩何處來改善：相反側的旋轉肌群

基本操
★

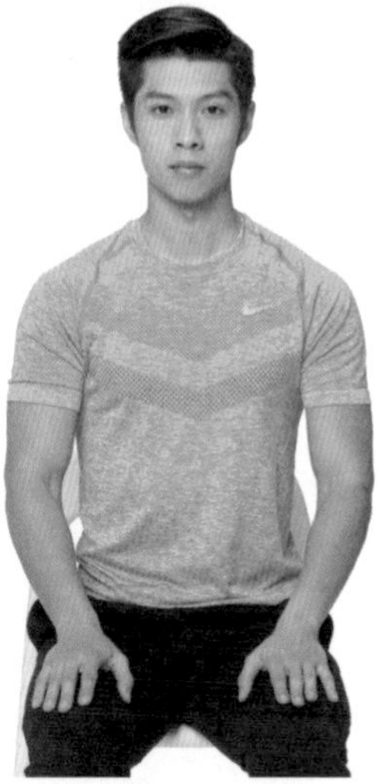

1 坐在椅子上，挺直背部。

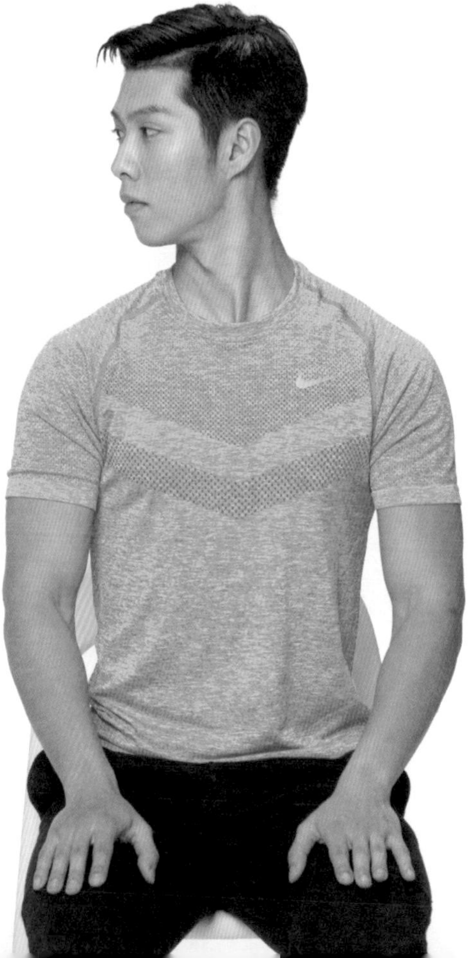

2 只有頭部慢慢側向右邊，維持此姿勢5-10秒後放鬆。然後換邊重覆此動作。

進階操
★★

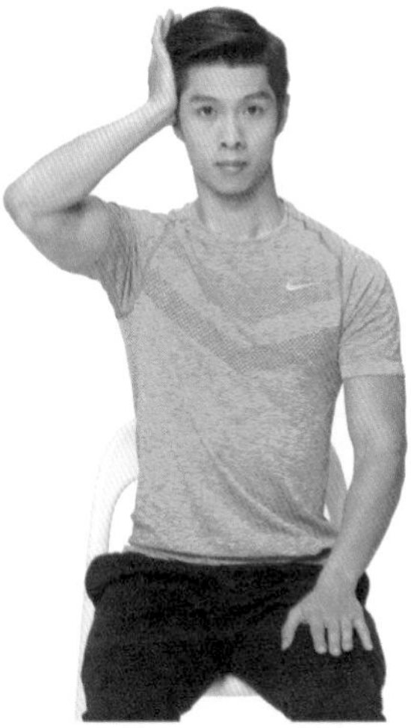

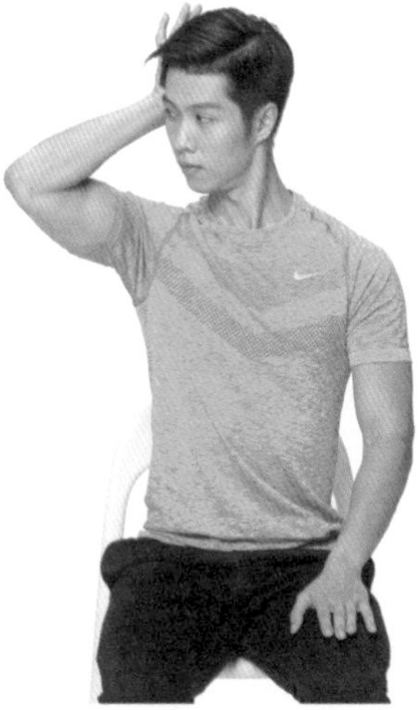

1. 坐在椅子上，挺直背部，頭朝正前方，右手放置於右側頭部。
2. 手壓向頭部，頭部也往右側轉，眼睛看斜右前方，維持此姿勢5-10秒後放鬆。然後換邊重覆此動作。

進階操
★★★

使用彈力帶強化訓練

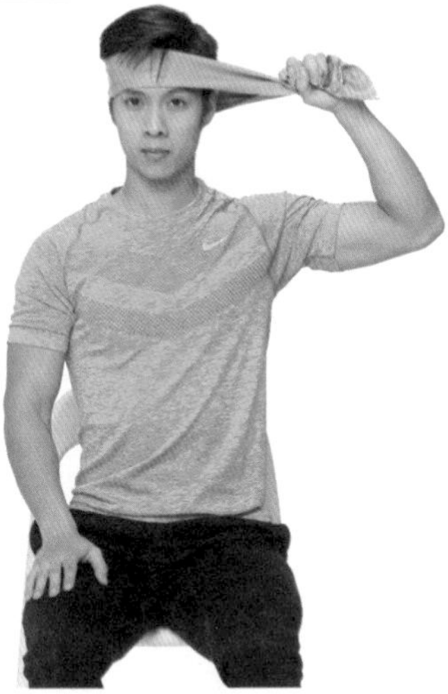

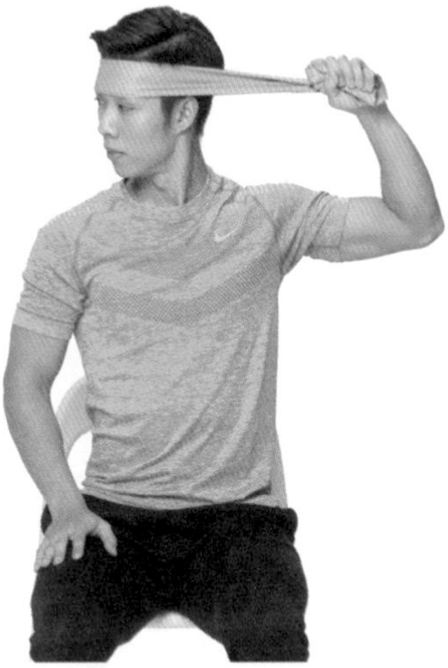

1. 坐在椅子上，挺直背部，並將彈力帶纏繞於頭部，以左手固定彈力帶，手稍稍位在耳朵後方。
2. 固定手的位置，再將頭部轉向右側傾，注意軀幹不要跟著轉。維持此姿勢5-10秒後放鬆。然後換邊重覆此動作。

第二章 肩部・上背

肩部・上背運動傷害

揮拍、揮桿與撞擊型運動的選手常出現肩痛的問題，以肩膀周遭的肌肉、肌腱與韌帶發生病變所引起的疼痛佔最多數。因為成因複雜，有時還伴隨著頸部或上背痛而更不易找出原因，所以肩痛必須釐清真正的受傷原因找到解決方法。

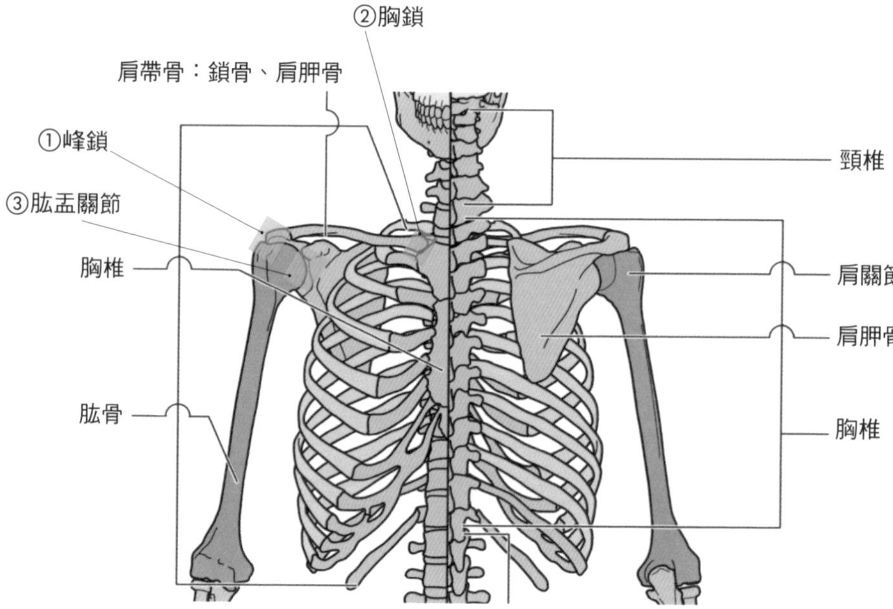

鎖骨骨折與關節韌帶損傷

鎖骨負責將固定肩胛骨在正確位置，並且維持和胸骨肩膀間的穩定性，若骨折可能影響附近韌帶、血管與神經。在自行車、滑雪、武術、跆拳等運動，局部重擊、拉傷或跌倒碰撞會影響鎖骨附近的韌帶。最重要的有三組關節與韌帶，分別是：①峰鎖、②胸鎖和③肱盂關節（右頁圖）以及附近的韌帶。若拉傷則會造成韌帶撕裂或鬆脫，導致鎖骨突起或兩邊不對稱，最常見就是兩側胸鎖突起不平均。

剛受傷會有局部腫脹、疼痛或堅硬突起且無法舉高。需由專業醫師仔細檢查，因附近有心臟血管肺部，若骨折處刺入將有重大危急傷害。一般韌帶約12週復原，若骨折則需3至4個月。

肩旋轉肌袖損傷

肩旋轉肌包括岡上肌、棘下肌、小圓肌和肩胛下肌，可保持肱骨頭在手臂運動時保持在肩盂中間。所謂「肩膀」是由三個真正關節和一個假性關節構成。包括了胸鎖關節、肩鎖關節、盂肱關節和肩胛胸假性關節。肩胛骨的動態肌肉控制對肩膀活動與動力鍊動能的傳遞相當重要。

旋轉肌損傷

旋轉肌袖損傷中以岡上肌肌腱損傷最常見，常來自急性拉扯撞擊或慢性反覆損傷，會引起肩膀後旋提高時（如稍息或穿內衣姿勢手臂往後）的無力疼痛感。肌腱炎可使用抗炎藥物與增生治療注射，慢性鈣化性肌腱炎則可使用物理治療如超音波震波配合旋轉肌運動。

二頭肌肌腱炎則常見於舉重、體操、棒壘球等反覆彎曲手肘的運動員，由於二頭肌分長頭與短頭端，外側的長頭端因彎曲角度大，在反覆收縮滑動時容易發炎。若拉扯力量過大可能造成二頭肌斷裂，彎曲手臂時可見形成兩個凸起，通常需要六至八週左右修復，撕裂嚴重者可使用增生修補藥物注射或手術縫補。可以做二頭肌平衡肌力訓練，若發炎嚴重局部可注射抗炎與增生修補藥物。

旋轉肌肌腱炎通常出現於肩胛功能障礙造成後續夾擊或旋轉肌功能不全，造成肱骨頭由此產生夾擊。

夾擊症候群

夾擊分為三個階段：

第一階段為肌腱水腫和出血。

第二階段為纖維化和肌腱炎，常發生在超過25歲的患者。

第三階段為退化、骨變化和肌腱斷裂，通常在40歲後發生。

隨慢性活動度受損會發生更多的肌腱變性或撕裂。肩胛穩定肌無力，特別是有先前的神經損傷（如長胸神經病變）可導致肩抬高時肩胛骨旋轉不足。肌肉不協調也會導致肩胛骨旋轉不足，進一步縮小肌腱通過的出口造成夾擊。此外過度肩胛骨運動可能過度刺激而產生骨刺。此類骨刺與退化可引起狹窄與反覆的夾擊又導致旋轉肌受損。肩關節滑囊炎在舉手過頭或肩膀跨負重時產生疼痛、活動度受限、肌力降低、肩膀腫脹等症狀。肩關節夾擊症則有肩膀疼痛、舉手困難、手臂向後伸手時疼痛，及肩關節會出現聲響與「澀滯礙壓感」，此類傷害常見於過肩運動如游泳、網球、棒球等。

肩膀滑囊炎若積水太多則需要抽吸後注射消炎藥物，夾擊症則可使用增生藥物如玻尿酸讓滑動時較順暢或物理治療將發炎降低，嚴重者需手術治療將夾擊縫隙拓寬。

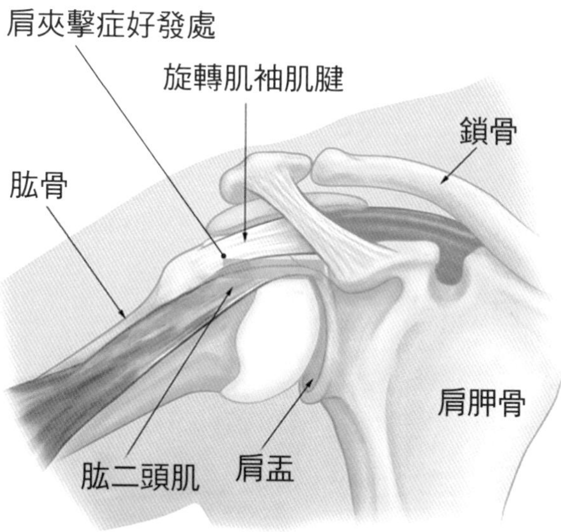

肩關節不穩定（或脫位）

定義為肱骨頭對肩盂關節的有症狀異常移位。前盂肱不穩定是最常見的方向。通常是直接（撞擊後肩）或間接（手臂過度外展外旋）的創傷導致前肩關節囊的撕裂或變弱。脫位時會有為疼痛，無力感，感覺鬆鬆的不穩定，或復發性脫位。年輕脫位的患者通常和肩盂關節唇病變有關，而40歲以上的患者通常和肩旋轉肌袖撕裂有關。

肩膀的急性脫位時外型輪廓和飽滿度會和另一側不對稱，且會有手臂輕度外展和外旋的姿勢。經常會合併腋神經受傷。可用臥姿牽拉和徒手復位治療。

肩關節唇病變

肩關節突然或反覆的牽拉、撞擊或直接擠壓等造成，反覆牽拉最常出現在過肩投擲運動如棒球、籃球、標槍、體操、舉重等選手身上。但許多案例也沒有明顯受傷病史，可能為動力鍊偏移下反覆使用摩擦所致。最常見的症狀為肩關節深處很難描述確定位置的酸痛，肩膀舉高過頭時的酸軟無力感或活動度受限、或者關節活動時有喀拉聲響等。

臨床上並上不容易和肩夾擊症、旋轉肌損傷或肩盂關節炎做區分，需要有經驗的專科醫師分析動力鍊、運動機轉和受傷原因。一般來說若找到正確病灶，可先建議符合正常力量傳遞動力鍊的復健運動，配合增生治療注射，若嚴重者可能需要以外科方式修補關節唇。一般投擲類選手約需6至7個月的復健，非投擲類約3至4個月。

肩膀附近的神經損傷

排球、體操、舉重、網球等動作經常高舉過肩的運動員很常發生，因為經常肩胛骨前曲（也稱為圓肩）和抬高的姿勢，長期拉扯而造成上肩胛神經的壓陷。可發生在肩胛上切跡處，影響棘上肌、棘下肌，神經壓陷可因腱鞘囊腫或韌帶肥大而發生。臨床上除了肩胛骨胛心部位的麻痛感，較久的患者還會合併有激痛點。可做夾肩胛運動（如左圖）以恢復正確肩胛骨位置。

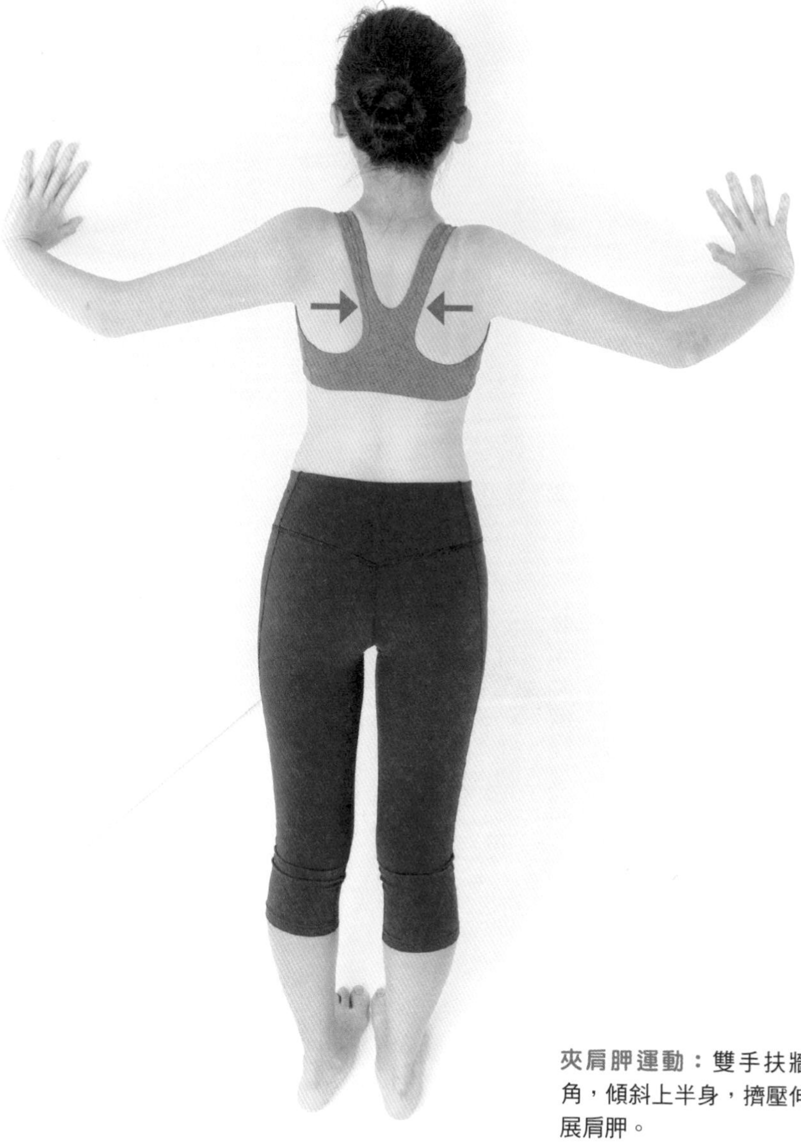

夾肩胛運動：雙手扶牆角，傾斜上半身，擠壓伸展肩胛。

Ⓐ神經叢病變

臂神經叢損傷常見於肩關節脫臼，通常是前肩盂肱關節脫位影響一個索（cord，通常是後索）或單一神經（通常是腋神經）。病患常需要三角巾等短期的輔具固定手臂。肩關節脫位或燒灼感常發生在肱骨頭、頸部或鎖骨骨折時。如頭盔直接撞擊或因分心導致頭肩部直接撞擊，也可能引起臂神經叢損傷。

帕透氏症候群是一種原發性的神經臂叢炎。急性發作的典型症狀是在病毒感染後（如感冒）發生持續1至2週的疼痛，發病時常出現無力。可用高劑量的B群與神經修復藥物配合抗炎飲食治療。當神經損傷時，適當的物理治療如雷射和電刺激等可能有效。最常受影響的臂神經叢神經包括上肩胛、腋神經、長胸神經的上幹上。長期預後一般良好，多數患者2年內會完全康復。

Ⓑ胸廓出口症候群

胸廓出口症候群通常由於過度負重，或胸廓出口處由於附近肌肉訓練後肥大導致神經壓迫，產生肩與上臂的麻痛無力。

治療與復健

首先為控制疼痛、減少發炎、促進癒合並開始積極復健。開始治療方案可適當休息、冰敷（20分鐘，每天3至4次）、電刺激、使用非類固醇類消炎藥或對乙醯氨基酚（Acetaminophen）。被動式儀器治療效果其實不佳，若病患可忍受則可考慮更積極的治療，如皮質類固醇注射、增生修補藥物注射等。

疼痛處理後可恢復運動，特別應注重內旋動作，因大多數患者缺乏此種訓練。不良的內旋活動角度常來自緊繃的後囊或旋轉肌功能障礙，容易造成肱骨頭向前平移。重複性動作時可能會在肩關節前唇造成很大壓力最後導致撕裂或退化。

第三階段為無痛範圍內的肌力強化。首先應注意肩胛胸的穩定肌群，因肩盂是手臂在其上動作的平台。強化運動可先進展至旋轉肌肌肉，然後再到主要的動肩肌群。

第四階段是本體感覺訓練以重獲肌肉的神經控制。此點很重要，因它提供肩膀與上臂的動態互動和和諧運動。

最後階段為返回賽場運動。包括進階的肌肉本體訓練以重新學習先前的運動。可以消除重複傷害或不當動力鍊引起的損傷。所有肌肉骨骼復健都必須考慮整個動力鍊的異常。如果有任何關節活動度或強度的限制，力量將分散到動力鍊的其他部分，可能導致這些組織過度負荷或受傷。

肩部．上背強化復健運動

屈肌群

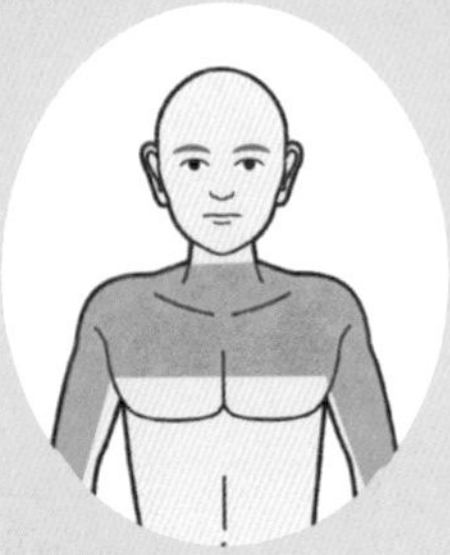

＊什麼時候該鍛鍊：手臂拉向後側時易感到疼痛，患有五十肩，或是手無法彎曲至背後穿內衣、抓癢時

＊哪裡會感到疼痛：肩關節、肩胛間、手臂、手部、側腹

＊伸展按摩何處來改善：肩關節的伸肌群（三角肌、闊背肌、大圓肌）

基本操
★

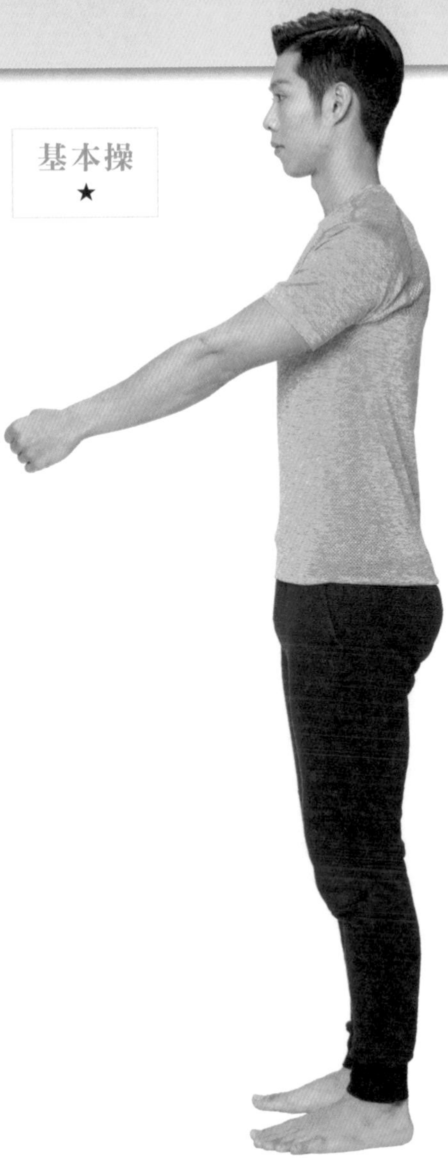

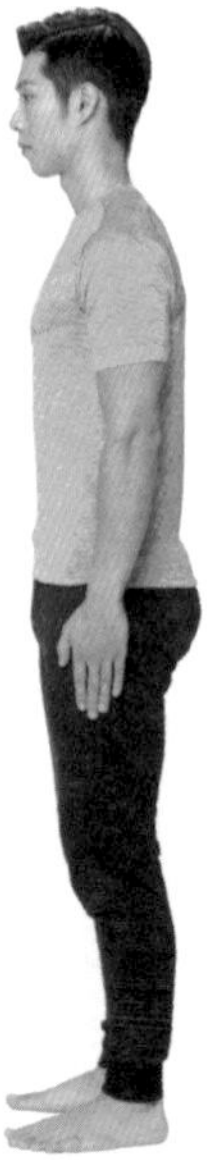

1 站立於牆壁前，距離牆壁約50公分。

2 伸直手肘，左手往上伸至胸口正前方，抵住牆壁，維持此姿勢5-10秒後放鬆。然後換邊重覆此動作。

進階操
★★

使用彈力帶強化訓練（站姿）

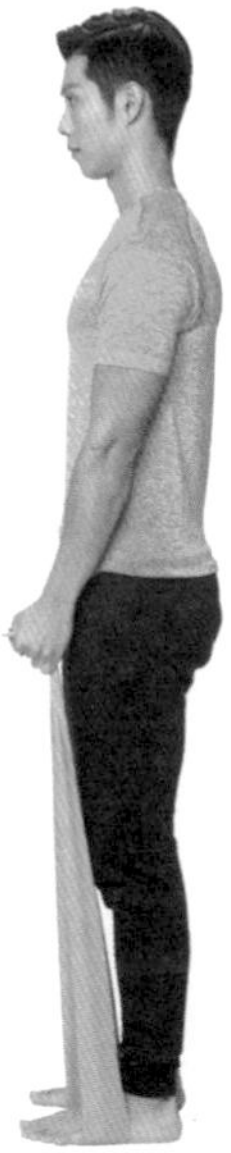

1 以腳踩住彈力帶固定住，並挺直背部。左手將彈力帶拉至約肚臍的高度。

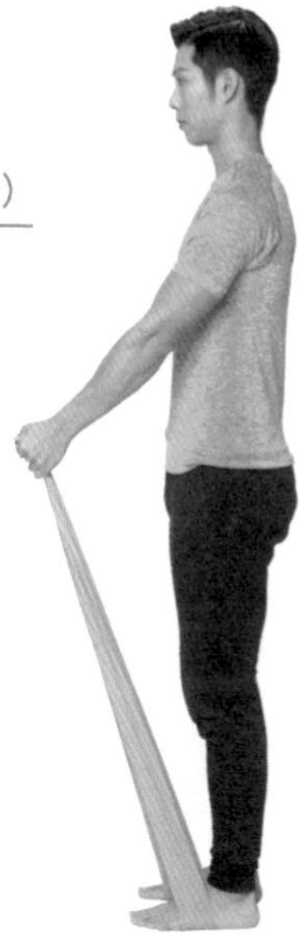

2 手臂慢慢往上抬高到與肚臍同高，維持此姿勢5-10秒。然後換邊重覆此動作，並注意手肘要伸直。

進階操
★★★

使用彈力帶強化訓練（坐姿）

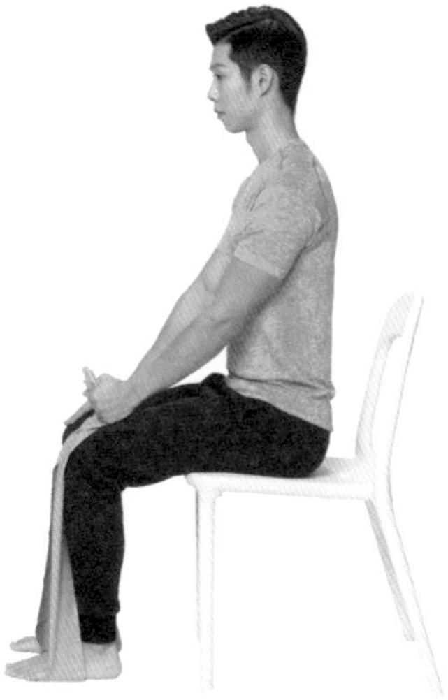

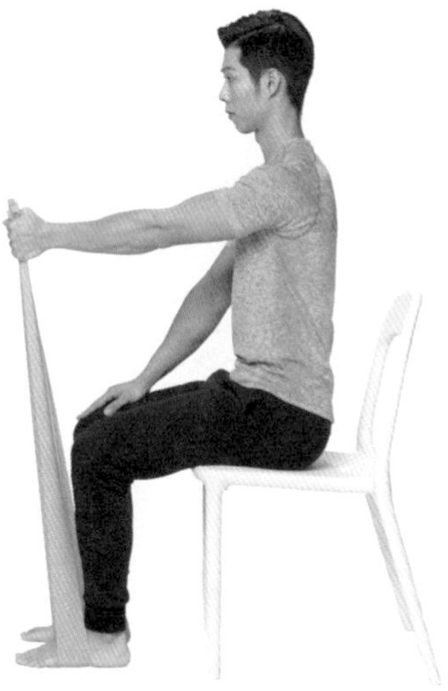

1 採坐姿並挺直背部，以腳踩住彈力帶固定住，避免鬆脫。

2 手臂慢慢往上抬高到與肩同高，維持此姿勢5-10秒後放鬆。然後換邊重覆此動作，並注意手肘要伸直。

肩部．上背強化復健運動

伸肌群

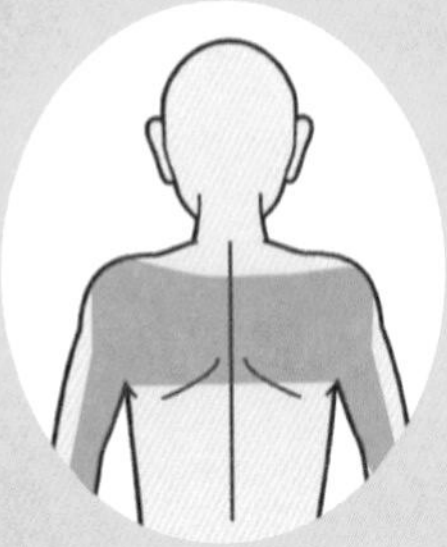

* 什麼時候該鍛鍊：手臂上提至前方時易感到疼痛，或者打網球、羽球時手臂高舉過頭會覺得痛

* 哪裡會感到疼痛：肩膀前方、前胸、手臂前方、手部

* 伸展按摩何處來改善：肩關節的伸肌群（三角肌、胸大肌）

基本操
★

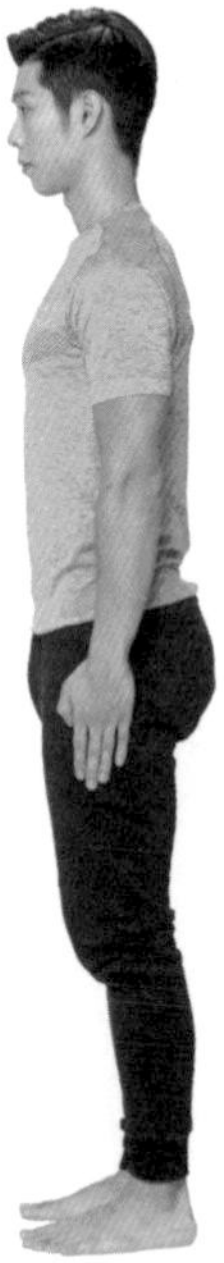

❶ 採取站姿，伸直手臂。

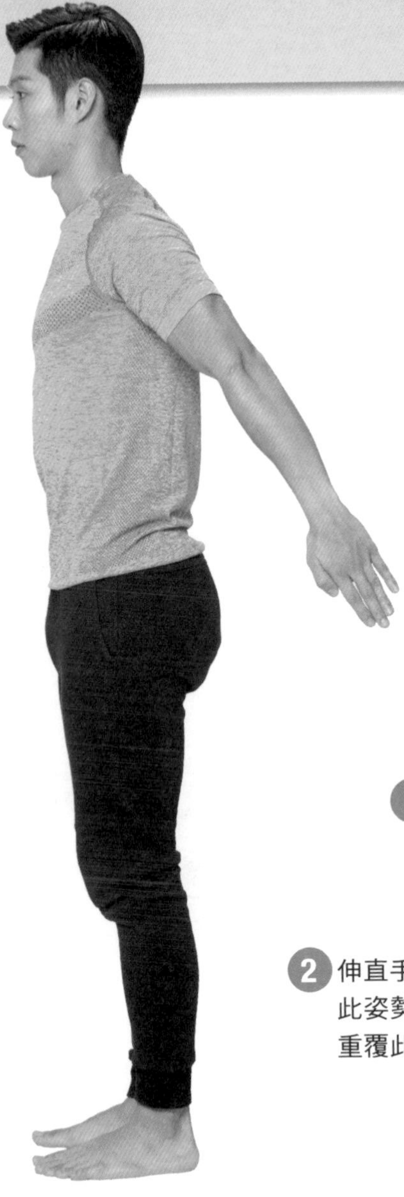

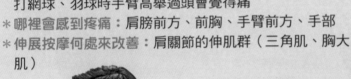

❷ 伸直手肘，將左臂往後拉，維持此姿勢5-10秒後放鬆。然後換邊重覆此動作。

進階操
★★

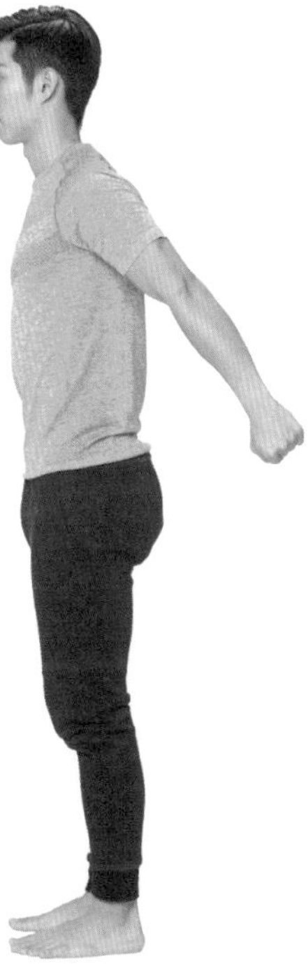

1. 背對牆壁站立，距離牆壁約50公分。接著手握拳，伸直手肘將左臂往後拉，至抵住牆壁，維持此姿勢5-10秒後放鬆。然後換邊重覆此動作。

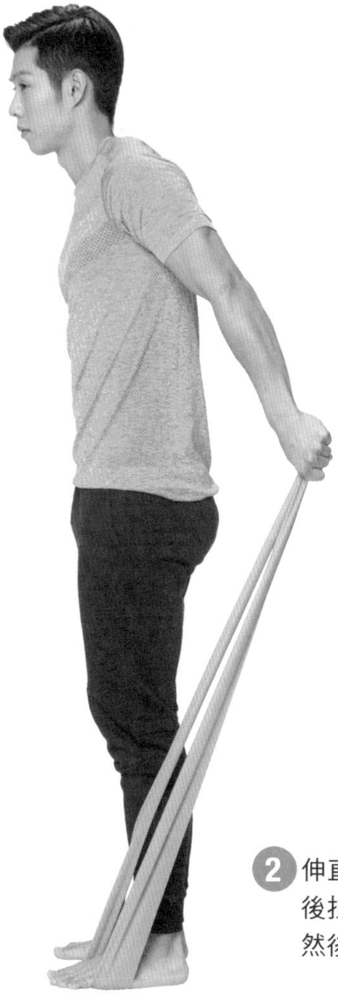

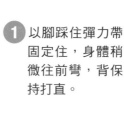

進階操
★★★

使用彈力帶強化訓練

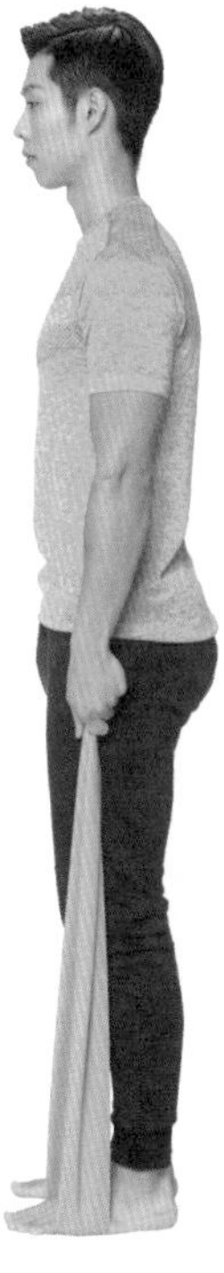

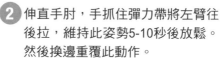

1. 以腳踩住彈力帶固定住，身體稍微往前彎，背保持打直。

2. 伸直手肘，手抓住彈力帶將左臂往後拉，維持此姿勢5-10秒後放鬆。然後換邊重覆此動作。

肩部・上背強化復健運動

外展肌群

＊什麼時候該鍛鍊：水平方向拉上拉門或者拿高處的東西時會覺得痛、習慣性駝背、罹患五十肩
＊哪裡會感到疼痛：肩關節、肩胛間、前胸、手臂、手部
＊伸展按摩何處來改善：肩關節的內收肌群（胸大肌、大圓肌、闊背肌）

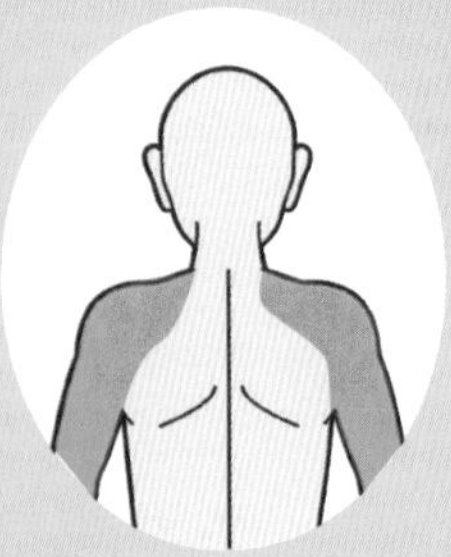

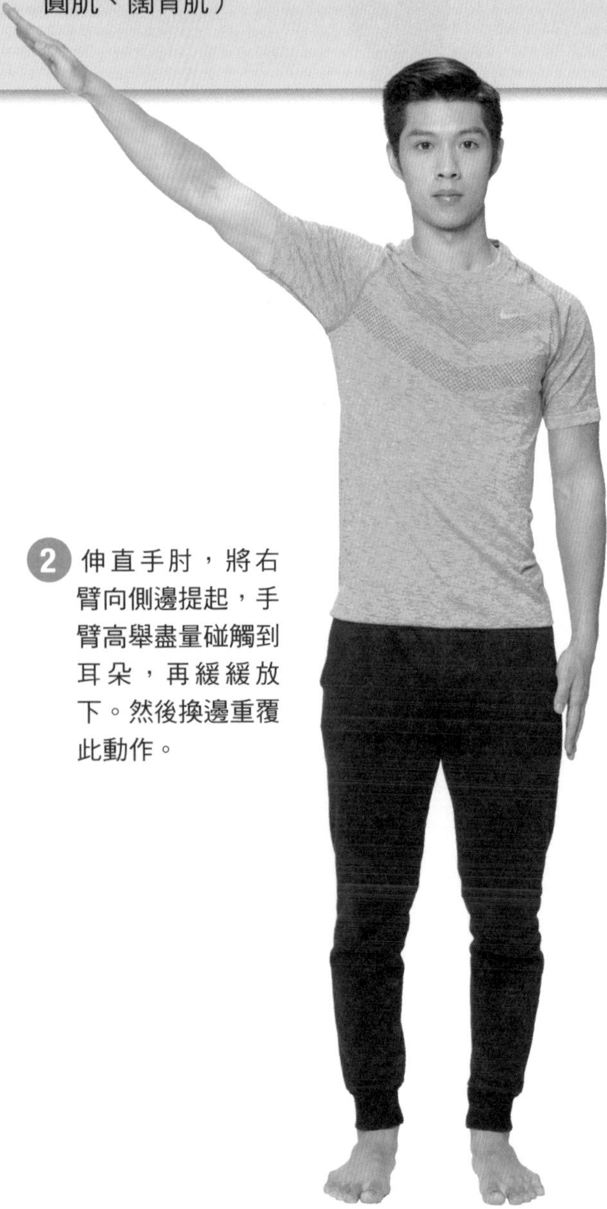

2 伸直手肘，將右臂向側邊提起，手臂高舉盡量碰觸到耳朵，再緩緩放下。然後換邊重覆此動作。

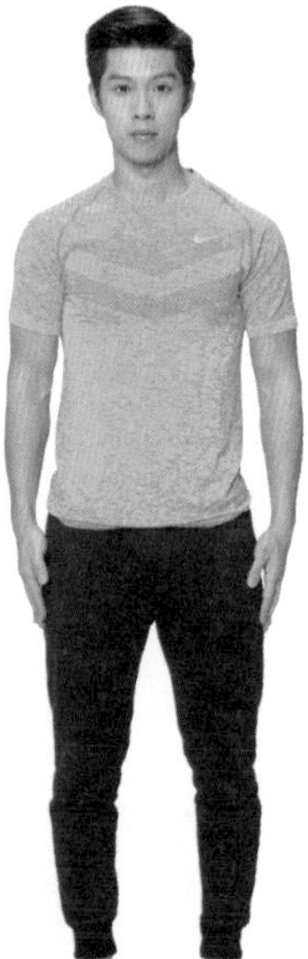

1 採取站姿，伸直手臂。

基本操
★

1 靠近牆壁站立，距離牆壁約50公分。接著手握拳，伸直手肘將右臂向側邊提起，至抵住牆壁。手臂提起約15度時，可加強鍛鍊棘上肌。

2 繼續1的動作，手臂提起約60度時，可加強鍛鍊三角肌。放下後，再換邊進行相同動作。

進階操
★★

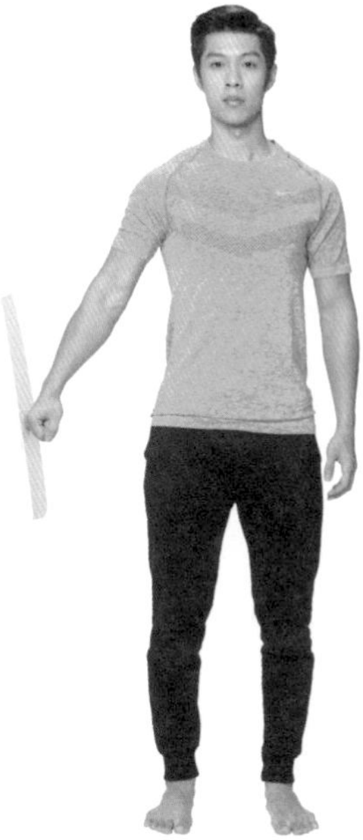

進階操
★★★

使用彈力帶強化訓練

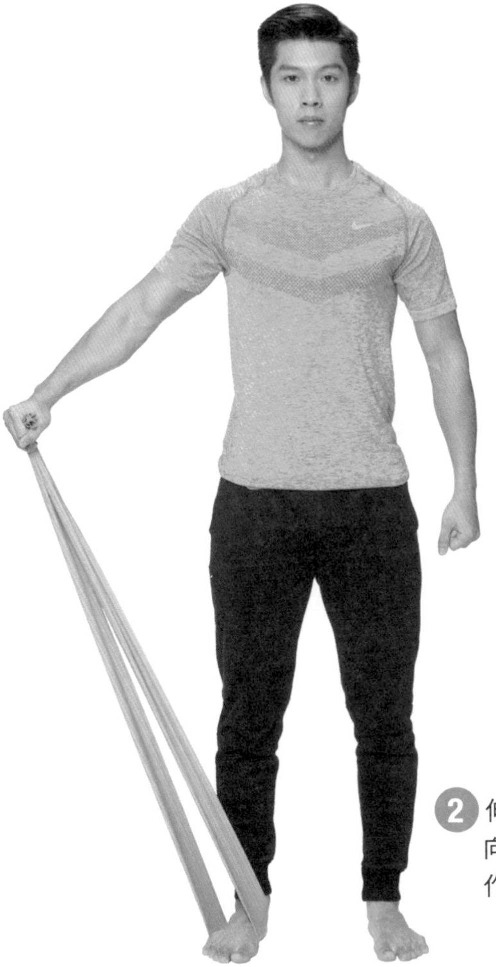

1 採取站姿，以腳踩住彈力帶固定住，背保持打直。

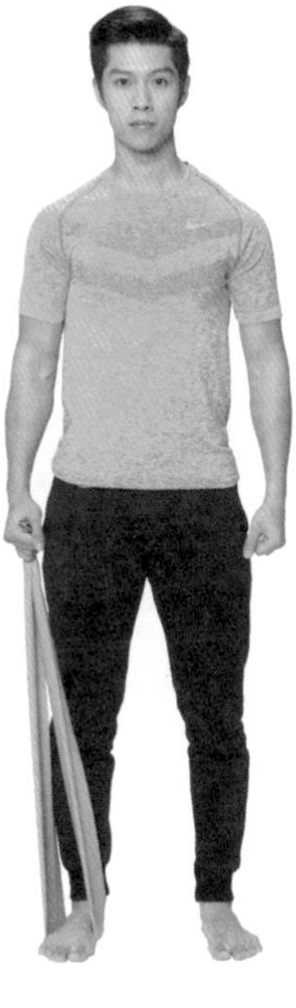

2 伸直手肘，右手抓住彈力帶將臂往水平方向外展，至與肩同高處。然後換邊重覆此動作。注意手肘不要彎曲，軀幹不要歪斜。

肩部・上背強化復健運動

內收肌群

＊什麼時候該鍛鍊：手臂向側邊提起或者拿高處的東西時會覺得疼痛、罹患五十肩
＊哪裡會感到疼痛：肩背部、肩膀、手臂、手部
＊伸展按摩何處來改善：肩關節的外展肌群（三角肌、棘上肌）

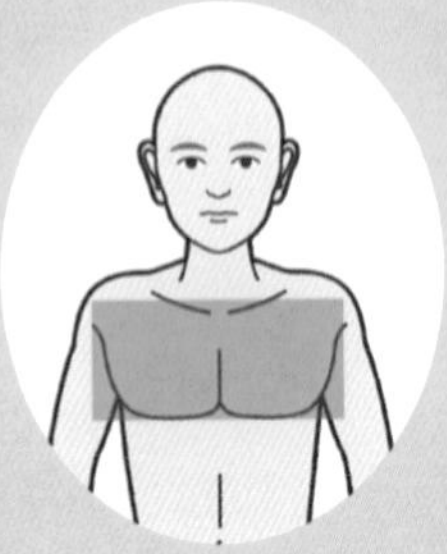

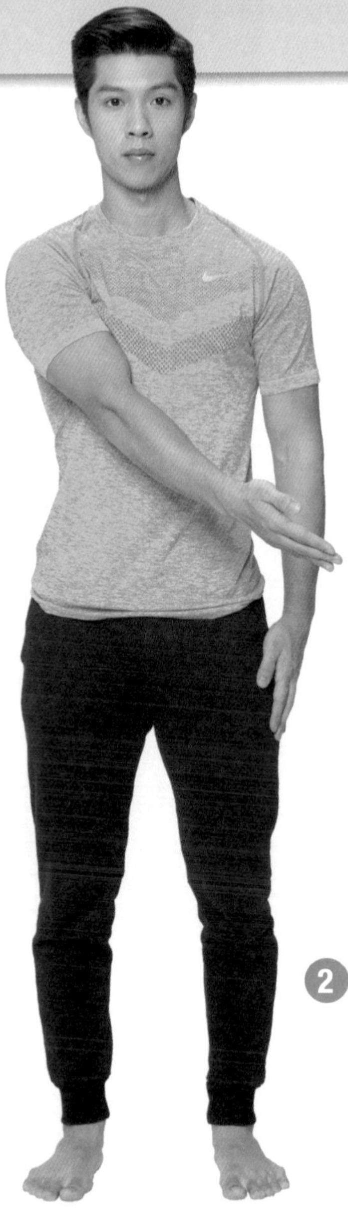

基本操
★

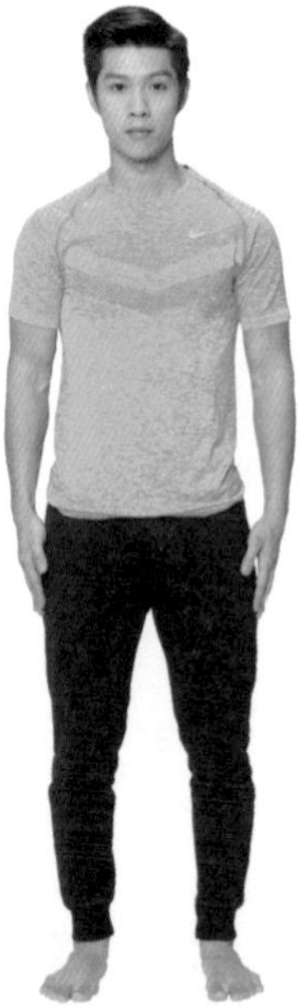

1 採取站姿，伸直手臂。

2 伸直手肘，並將右臂稍微往前伸，再伸向身體內側。如果受到胸部與腹部擋住而無法順利往內伸，可先將肩膀往前轉動30度再移動手臂。

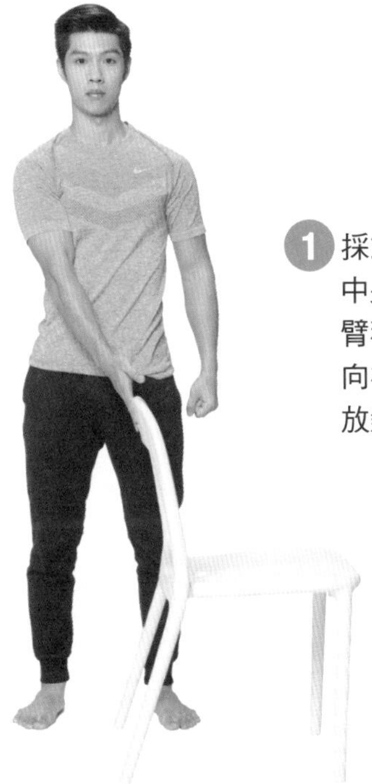

進階操
★★

1 採站姿，將背置於身體正中央。伸直手肘，並將右臂稍微往前伸，再輕輕壓向椅背後側，推5-10秒後放鬆。

進階操
★★★

使用彈力帶強化訓練

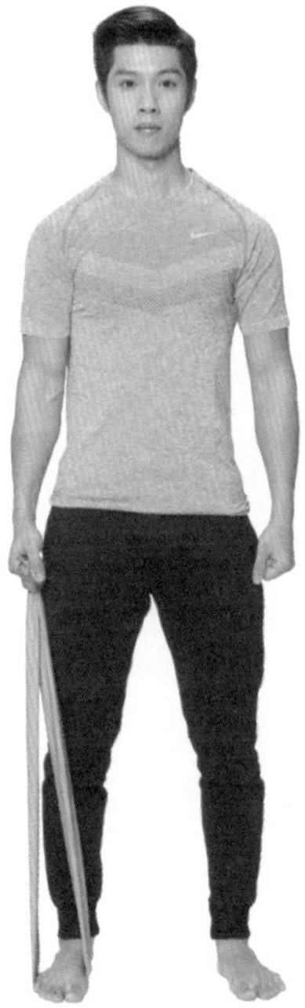

1 採取站姿，以腳踩住彈力帶固定住，背保持打直。

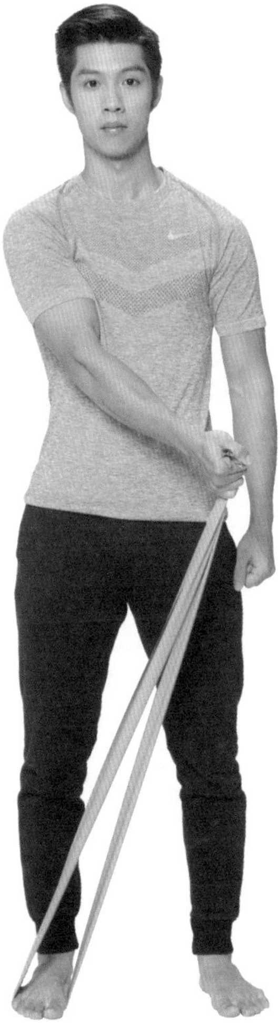

2 伸直手肘，並拉彈力帶將右臂稍微往前伸，再伸向身體內側約45度，停5-10秒後放鬆。注意外肘不要彎曲，軀幹不要歪斜。

肩部・上背強化復健運動

外旋肌群

＊什麼時候該鍛鍊：手觸摸另一側肩膀時易覺得疼痛、罹患五十肩、肌腱有障礙、投球等動作不順
＊哪裡會感到疼痛：肩膀、手臂、手腕
＊伸展按摩何處來改善：肩關節的內旋肌群（肩胛下肌、大圓肌）

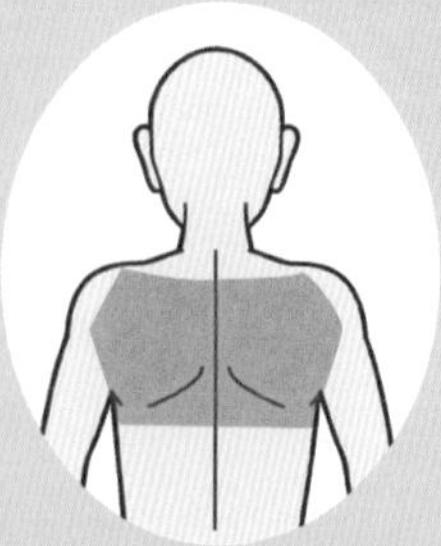

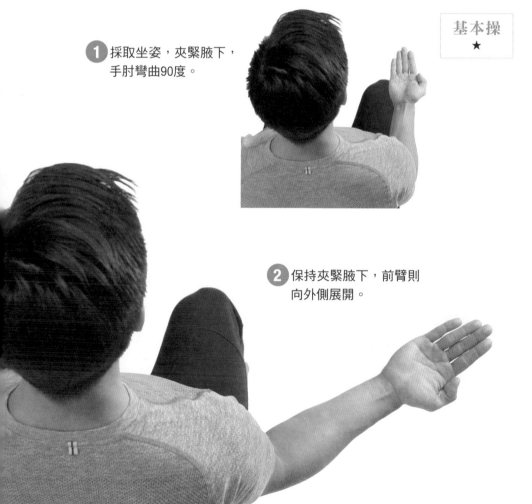

基本操
★

1 採取坐姿，夾緊腋下，手肘彎曲90度。

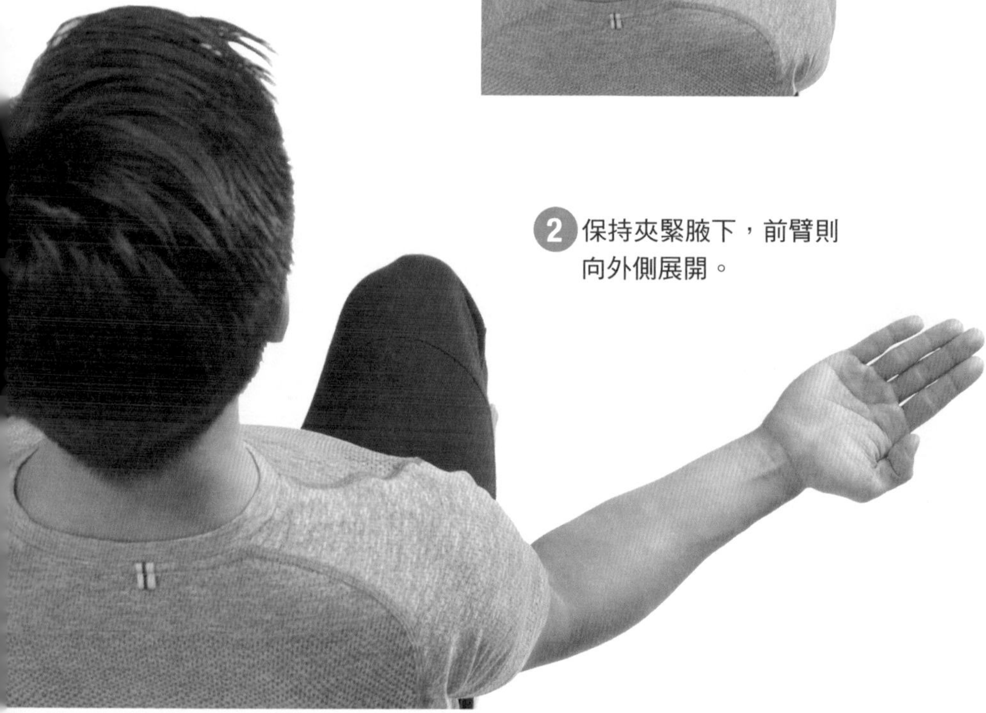

2 保持夾緊腋下，前臂則向外側展開。

進階操
★★

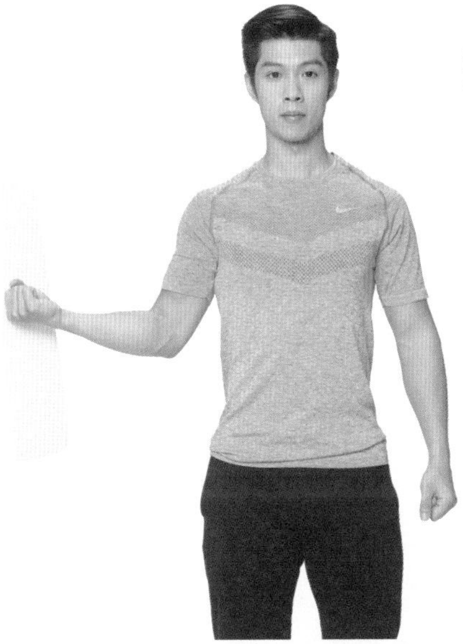

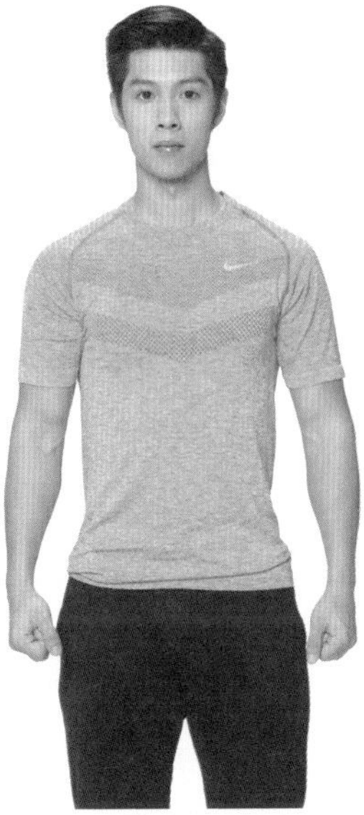

❶ 採站姿，站立於距牆壁約50公分處。

❷ 夾緊腋下，前臂則向外側展開，至抵住牆壁，撐5-10秒後放鬆。

進階操
★★★

使用彈力帶強化訓練

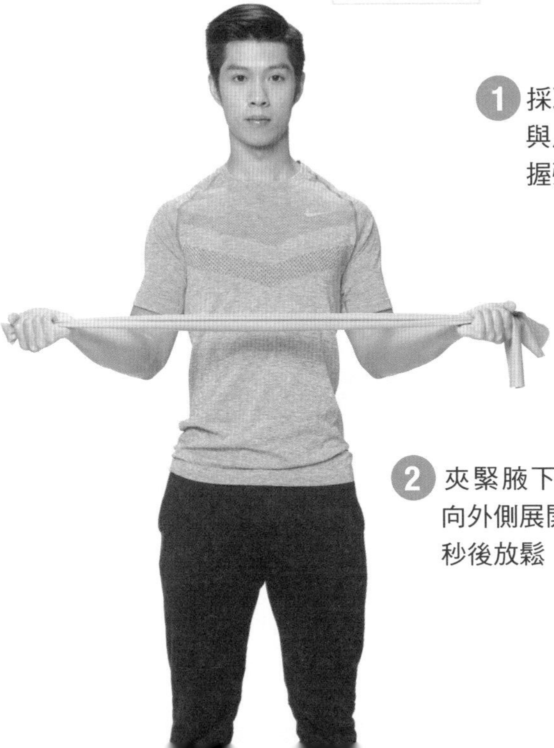

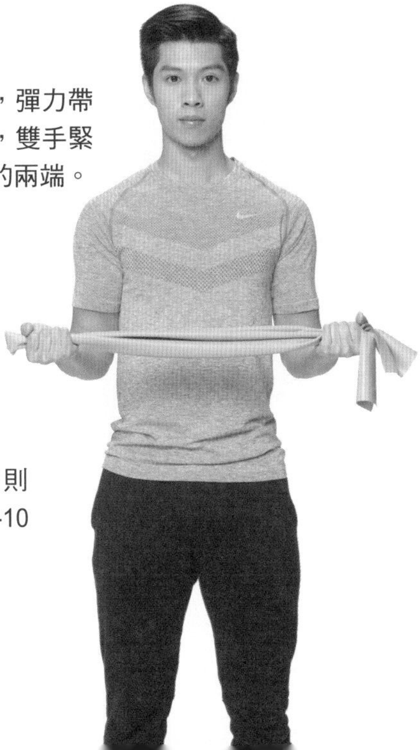

❶ 採取站姿，彈力帶與肩同寬，雙手緊握彈力帶的兩端。

❷ 夾緊腋下，雙手則向外側展開，撐5-10秒後放鬆 。

肩部．上背強化復健運動

內旋肌群

＊什麼時候該鍛鍊：罹患五十肩、高舉手臂有障礙
＊哪裡會感到疼痛：肩膀、手臂、手部、肩胛間
＊伸展按摩何處來改善：肩關節的外旋肌群（棘下肌、小圓肌）

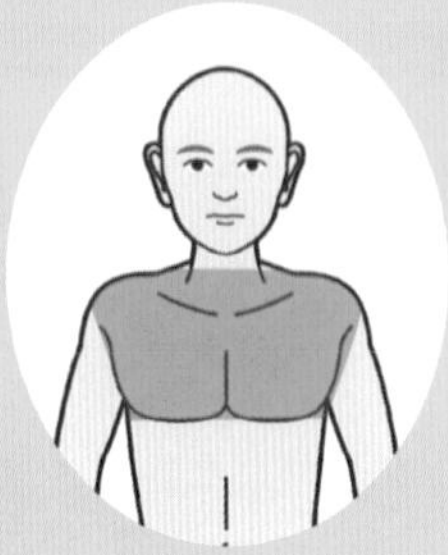

基本操
★

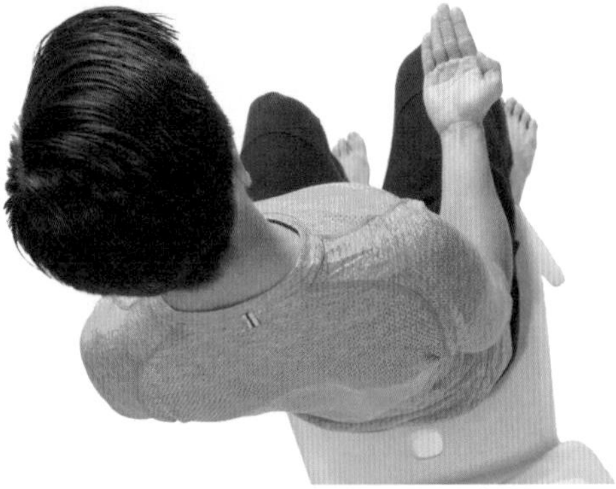

❶ 採取坐姿，夾緊腋下，手肘彎曲90度。

❷ 保持夾緊腋下，前臂則收向內側。

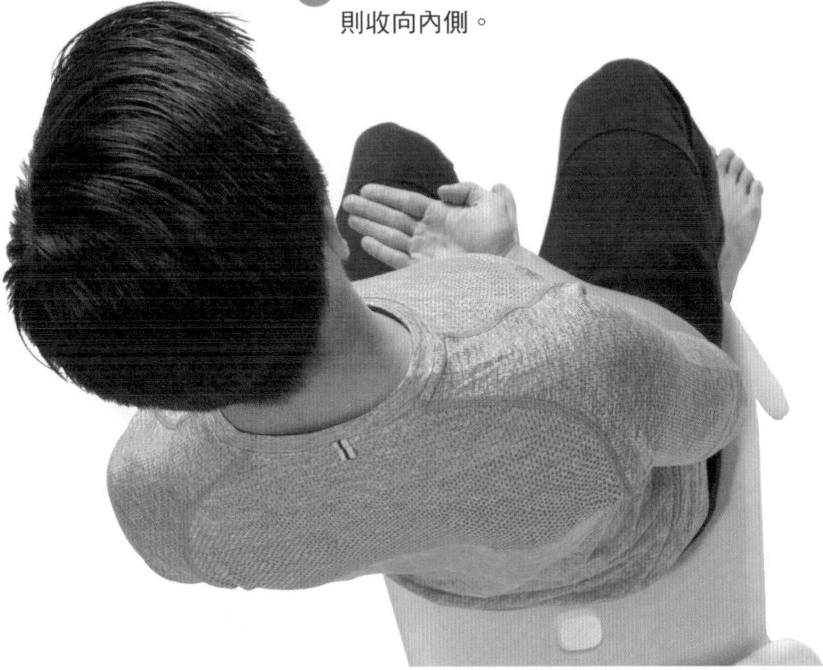

進階操 ★★

使用彈力帶強化訓練

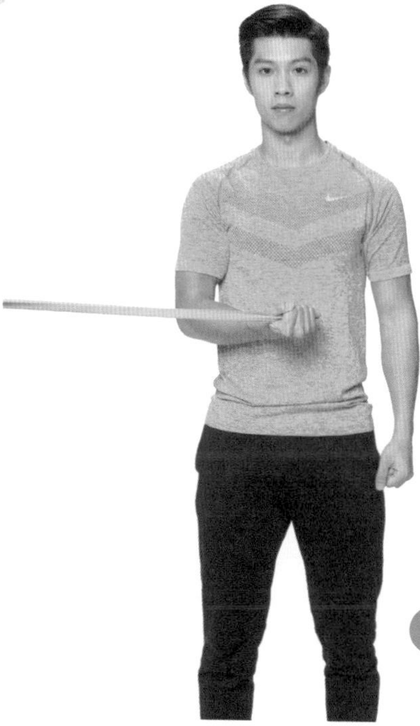

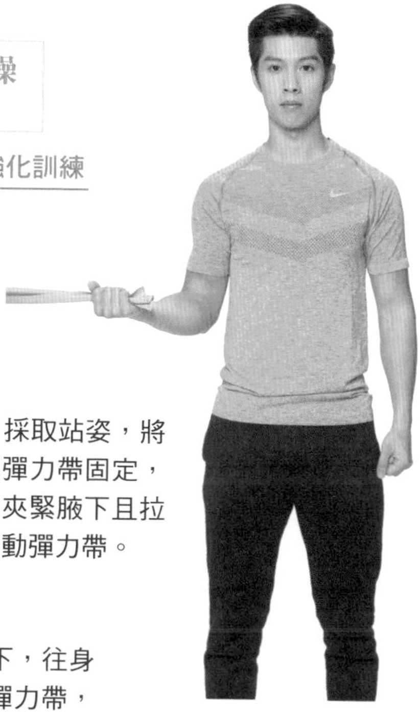

1 採取站姿，將彈力帶固定，夾緊腋下且拉動彈力帶。

2 保持夾緊腋下，往身體內側拉動彈力帶，拉5-10秒後放鬆。

進階操 ★★★

使用彈力帶強化訓練

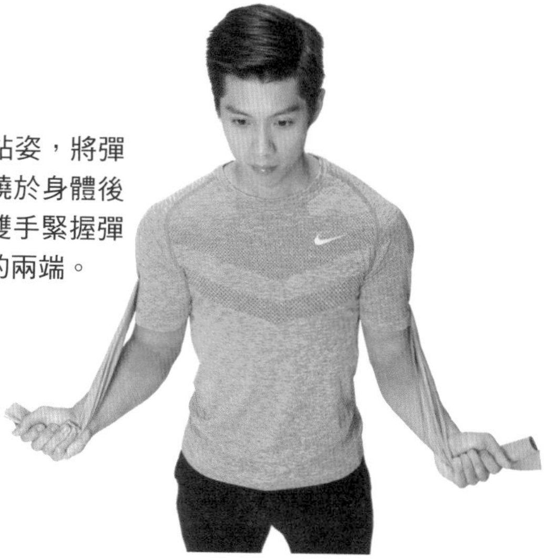

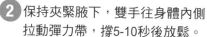

1 採取站姿，將彈力帶繞於身體後方，雙手緊握彈力帶的兩端。

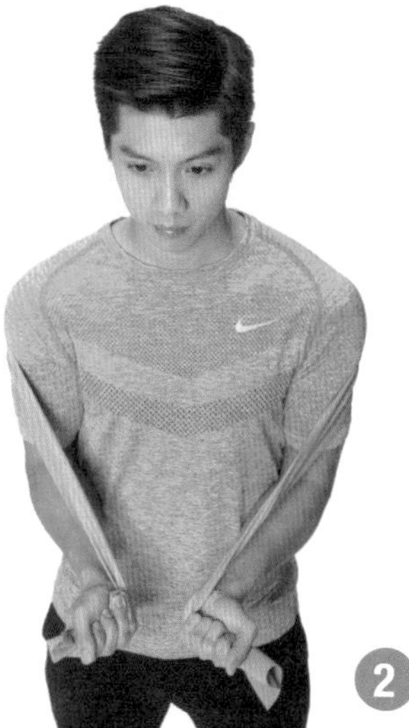

2 保持夾緊腋下，雙手往身體內側拉動彈力帶，撐5-10秒後放鬆。

第三章

腰部・髖臀

下背痛最主要的原因，為肌肉、神經與骨骼的疾患（請參考下表），接下來分別介紹相關的運動傷害。

腰部運動傷害

閃到腰

閃到腰就是急性發作的下背痛，是幾乎每個選手都遇過的腰背疼痛，有時甚至伸展時背部肌肉突然痙攣，一動就痛，只有

造成下背痛的各科疾患比例

結構力學（肌肉、神經、骨骼）疾患佔97%	非結構力學疾患佔1%	血管性疾患佔2%
1.腰椎扭拉傷70% 2.椎間盤與小面關節退化10% 3.椎間盤突出5% 4.椎管狹窄症4% 5.骨鬆性壓迫性骨折4% 6.腰椎滑脫3% 7.外傷性骨折<1% 8.先天性疾患（如駝背側彎）<1%	1.腫瘤0.7% 2.感染0.01%（多發性骨髓瘤、轉移性腫瘤、淋巴瘤白血病、脊椎腫瘤等） 3.發炎性關節炎（HLA-B27相關）0.3%（骨髓炎、敗血性椎間盤炎、脊側膿瘍、帶狀疱疹等）	1.骨盆腔相關：前列腺炎、子宮內膜異位症、慢性骨盆腔炎 2.腎臟相關：腎結石、腎盂腎炎、腎周炎 3.胃腸相關：胰臟炎、膽囊炎、穿孔性消化性潰瘍 4.動脈瘤

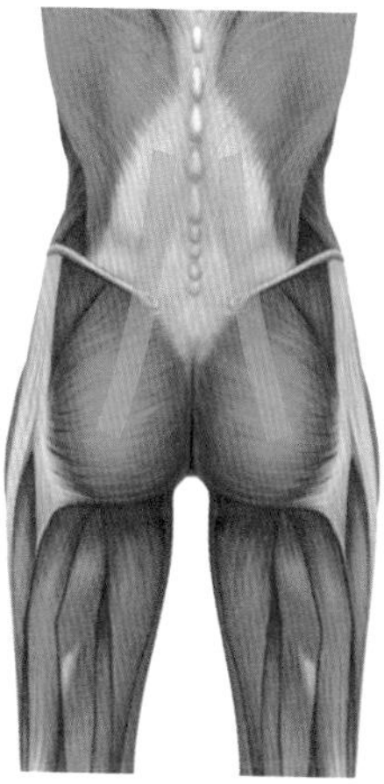
閃腰的發作位置

休息或躺下才好些，或常常發生在排球救球或籃球上籃時扭到之後就無法動彈，或舉重、體操在身體使勁負重或扭轉聽到啪一聲疼痛的要命，或是騎完自行車、跑完馬拉松之後，躺下睡覺時背痛得好像快斷掉一樣。

閃到腰最常見原因有：背部肌肉韌帶急性扭拉傷、椎間盤微小撕裂傷、小面關節扭傷等。不僅症狀各異，治療也不同。以下分別說明：

肌肉韌帶急性扭拉傷：急性腰背痛常是背肌的保護性收縮，避免深層組織受到進一步傷害。要解開緊繃肌肉必須間接迂迴，如同解開纏繞蜷曲的橡皮筋，不能硬拉硬扯或盲目推按。急性期可用冰涼敷，用旋轉方式逐步解開縱向收縮的背肌。

之後的根本治療方法就是找出致痛錯誤的姿勢與動力鍊，調回正確姿態後再找出動力鍊上的硬轉折點（通常會累積衝擊

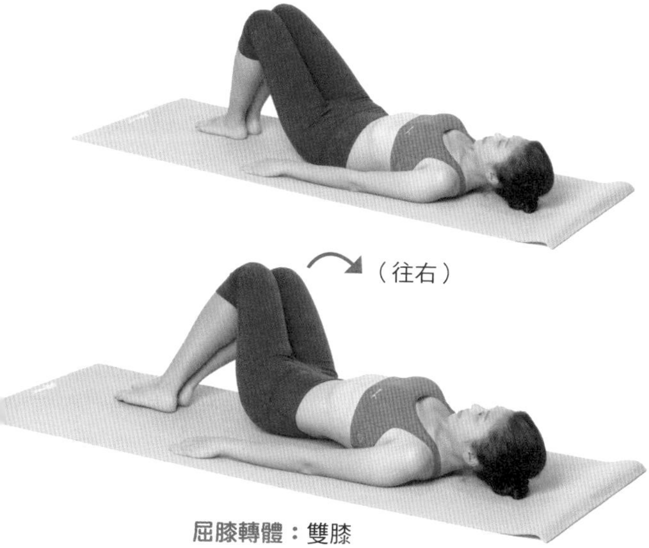

屈膝轉體：雙膝併攏，左右旋轉45度。

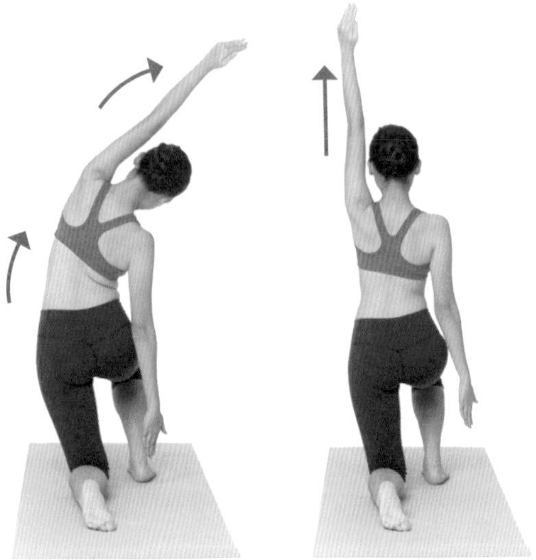

蹲跪側展：伸直後往右側彎或左側彎。

後的疼痛），並使用網球按摩放鬆激痛點後，逐漸恢復使用正確動力鍊的鍛鍊及運動，同時也要注意兩側與前後的平衡。

預防復發除了調回使用正確動力鍊外，還要做核心肌群強化運動（如上頁與本頁圖示），其中最有效的就是深蹲（第26頁）。在深層或較大的激痛點，可以使用針刺或激痛點注射將之放鬆、配合網球按摩後再做背肌的伸展牽拉。

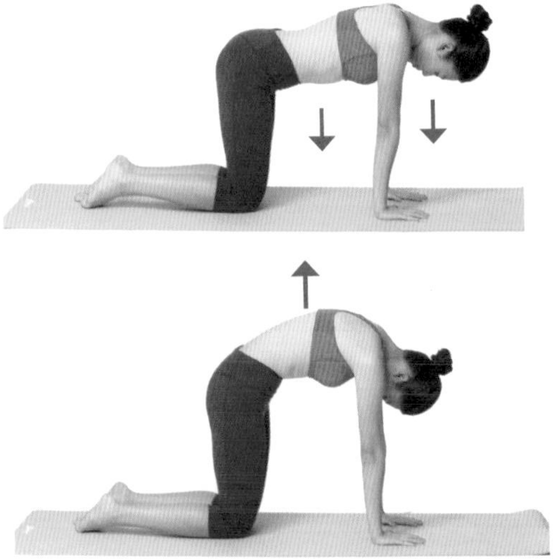

貓式：趴跪拱起背部。

椎盤微小環狀撕裂傷：椎間盤上承下接兩節脊椎，可吸收震盪衝擊力。如果突然超過負荷，例如突然舉重、排球跳起轉側身殺球，或過度使用像是長時間騎自行車彎曲腰部，椎間盤周邊纖維層可能會微小撕裂，發炎刺激附近脊髓與神經產生類似坐骨神經痛的根性痛和局部急性收縮性背痛。此時核磁共振檢查可能不會有發現，因撕裂傷可能很小，只有在旋轉身體變換姿態時會痛。若放射狀麻痛到下肢又出現腿腳肌肉無力萎縮，可能是椎間盤破裂壓迫神經，需積極找運動傷害專科醫師檢查治療。

小面關節扭傷：會造成單側背痛，特別是挺腰時同時轉腰就會引發疼痛，較少有神經痛感覺傳動至腿腳部。通常是未充分暖身讓脊椎附近韌帶肌腱回復彈性延展性，就貿然使力造成小面關節磨損夾擊。急性期可使用冰涼敷、非類固醇類藥物塗抹或服用，對於發炎小面關節可先施予阻斷術以確定診斷並讓患處休息，之後再使用增生治療注射修復受損關節。

椎間盤突出症、腰椎骨刺

腰椎由脊椎骨、椎間盤和附近韌帶等構造所組成。當椎間盤姿勢不良（如腰椎彎曲度降低、長時間承重）、壓力過大或受傷後突出壓迫附近的脊髓或神經根，就會造成背痛與酸麻感傳到腿腳，也就是常說的神經根壓迫。

容易有此症的運動包括舉重（負重）、網球及羽球（經常旋轉）、籃球（常跳躍）、自行車（長期彎腰）等運動。

腰椎神經根壓迫大多以偶爾出現的腰部痠痛開始，然後變成常「閃到腰」（也就是先前講到椎間盤微小撕裂傷）。隨疾病加劇背痛將成為臀痛或下肢痛。背痛可能變為根性痛、麻木，感覺遲鈍會沿著皮節分佈。過度負重或反覆彎腰、旋轉後，椎間盤彈性降低無法提供足夠緩衝力，也使得腰部附近的抗重力穩定肌（如脊側肌、腰方肌）過度使用，會有「躺下時感覺腰痠到快斷掉」或是「腰痠到要用手撐著」等現象。如果痠麻疼痛無力感會傳到腿部甚至腳掌指、彎腰或久站久坐後更嚴重、大小便失禁等症狀，可能就是腰椎椎間盤突出壓迫神經根。

而腰椎若過度使用，力學不平均下會在特定點刺激過多，脊椎骨旁的韌帶組織與骨質過度生長就是所謂的骨刺。此症的治療重點是：調整正確姿勢與保護、做符合理想動力鍊的訓練與運動，運動後反向螺旋伸展牽拉。

腰椎前傾時的脊椎內壓為站立1.4～1.85倍，後傾15度時壓力最小，所以正確的姿勢可以有效減輕背痛。另外減重也是有效的好方法。

做核心肌群伸展強化運動（如下圖）有助改善。日常注意也注意行走坐臥正確方式，運動時正確使用動力鍊，才能避免下背痛：

(1)坐姿保持挺直，不可彎腰駝背。

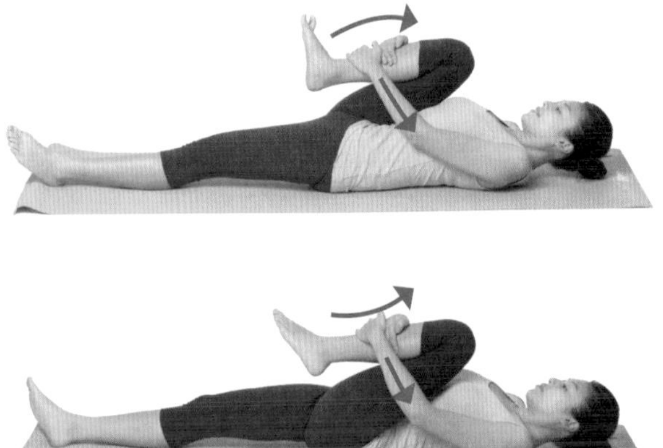

膝胸運動：抱膝向胸牽引，另一側腳保持貼地。

(2)坐一小時就要起身活動。
(3)睡眠充足，讓脊椎充分休息。
(4)養成規律活動習慣，有助強化背部肌肉。

可在醫師協助下檢視姿勢與常使用的動力鍊是否平均、有否承受多餘壓力的硬轉折點以利調整。而熱敷、腰椎牽引、短波、干擾波、經皮電刺激等物理治療儀器，並使用適當護腰、坐墊、背墊、抱枕與肌內效貼布，都有助益。

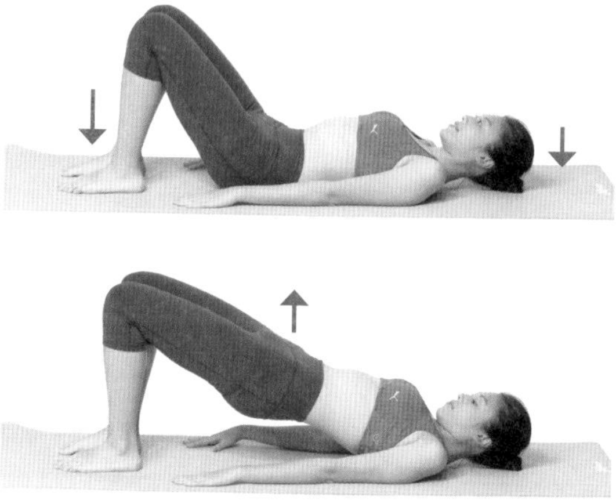

腰橋運動：雙膝併攏，手臂貼地，抬臀向上，成一直線。

棘間韌帶炎與棘突滑囊炎

棘間韌帶炎指在脊椎棘突間的韌帶，因為姿勢不良、受拉扯或肌肉不平均拉傷等原因，產生背部定點的發炎疼痛。有時也有脊椎棘突上的滑囊發炎，也會有疼痛感。

如果先前在打羽球、桌球或體操運動中頸背腰部因為急速扭轉拉扯，或者發生過頸椎揮鞭症曾受傷或扭傷，頸背腰部中央某個點，在低頭、轉頭、彎腰、轉身、深呼吸、敲擊碰觸患處、變換姿勢（如側臥起身或彎腰取物）時突然發生疼痛，就可能。最常見於頸椎、胸椎、腰椎交接處。

這類疼痛不會傳導到肩膀或手腳其他部位。

脊椎骨之間的韌帶，位於脊椎最背側，提供45%以上的穩定度，主要功能是吸收脊椎骨之間的扭力與張力負荷。當脊椎受各種外力影響，如長期或不當的彎曲或伸展（如自行車長期彎腰），及橫向力量（如橄欖球、跆拳等衝擊時頸部急速過度彎曲伸直的揮鞭症）等，都可能引起棘間韌帶的拉扯發炎。有時衝擊拉扯力也會影響附近提供緩衝的滑囊引起發炎疼痛。有時則因為兩側腰背肌肉張力不平均，牽拉下造成脊椎棘突扭轉也會造成棘間韌帶拉扯發炎。

本症治療也要先找到受傷機制，調整正確姿勢使脊椎在排列整齊下再進行鍛鍊與運動。急性期可以冰涼敷，物理治療有遠紅外線、低能量雷射、經皮電刺激等，可使用非類固醇類抗炎藥塗抹、肌肉鬆弛劑口服，及激痛點注射等。採用適當的脊椎護套可支托頸椎腰椎的生理性曲度，避免棘間韌帶過度拉扯。也可做上背肌群的伸展操。

此處的韌帶與滑囊疼痛點極小，不建議進行周邊推拿按摩或整脊。找到確切位置後可局部注射低劑量類固醇往往有最好效果。若韌帶強度、延展度受影響，則可增生療法注射治療。

脊椎側彎

脊椎側彎是指脊椎往單側方向偏彎，導致外觀看來肩膀不一樣高、肩胛骨如雞翅般不對稱突出、彎腰時兩邊腰背部不等高及站立時身體會側一邊等，由於側彎通常會影響骨盆高低，所以也有人常誤以為是長短腳。

運動員的脊椎側彎和一般人大致相同：由於坐姿不良、桌椅高度不合及書包過重等，發育期身體活動量不足，導致維持脊椎穩定的脊側肌張力不平均。但若長期兩側使力不平均，或者慣用單側的運動如排球、網球、桌球等，長久下來也可能造成側彎。

常使用檢查方式為X光片追蹤側彎角度，若患者是成年人或側彎角度小於5度，每6個月追蹤一次即可。

若患者在青春期仍會繼續成長，或側彎角度少於30～40度，建議使用背架矯正及搭配符合動力鍊的鍛鍊。

輔具除肌內效貼布，也有多種背架可供選擇，可與主治醫師討論。

脊椎側彎發生原因

類型	原因	比例	相關病症
先天性	出生時即有的先天異常引起	5%	先天性脊椎發育不全、脊椎融合等
原發性	不明原因，可依發生年齡分為嬰幼兒、少年、青少年、成人期	65～85%	成人型可能與基因有關
繼發性	因神經肌肉問題所引起	10～20%	各類神經肌肉疾患，如發展遲緩、小胖威利症、馬凡氏症、成骨不全、脊裂症、腦性麻痺、脊髓肌肉萎縮症等，或者受傷後引起

物理治療如頸椎腰椎牽引（須配合運動與背架）、干擾波與功能性電刺激等都是常採用的方法。若有疼痛可使用非類固醇類抗炎劑塗抹或服用、肌肉鬆弛劑等。

若經內科治療無效，或側彎角度超過40度，合併肌肉萎縮、痠麻疼痛、大小便失禁等症狀，或明顯壓迫心臟肺臟、會喘而不舒服，則建議手術治療。

另外預防脊椎側彎，平常應注意行走坐臥姿勢，避免彎腰駝背。站立時應保持兩腳與肩同寬平站，避免長期如模特兒的三七步站立方式。另外坐時應保持兩腳著地不宜蹺腿。不要長期單側肩膀背負重物或背包，最好20分鐘就換邊或用斜背。

復健運動可做腰方肌、脊側肌、菱狀肌的強化運動及伸展與旋轉運動等都有幫助。可把脊椎視作弓，旁邊肌肉群視為弦，若動力鍊內的張力不平均，造成一邊大於另一邊，就容易產生側彎。因此用反向螺旋運動調整脊椎兩側的肌肉張力，是最好預防復發的方法。脊椎為立體結構，側彎之外通常合併旋轉，因此肌力強化平衡性運動外也要加上轉體運動。

髖部運動傷害

髖關節夾擊症、股骨髖臼夾擊症

髖部就是大腿與骨盆連接的關節，大腿骨的球狀頂部裝在骨盆內杯狀區域組成髖臼關節，有如一組手套內的棒球。正常情況下棒球可在手套裡順利滾動，但有時手套邊緣不平整會影響球的滾動，稱為「髖臼夾擊症」。此症被認為是早期髖關節炎的主要原因。通常長時間蹲下、長期磨損或交替蹲站的運動，例如舉重、體操、自行車運動員，以及棒壘捕手、長跑者容易發生此類問題。

主要症狀就是大腿或髖關節僵硬、活動度受限和股溝（台語稱「該邊」）的痠痛感，後來演變成從蹲或坐到站起來這樣改變姿勢時會疼痛，或上坡時行動疼痛。若發生夜間、行走或休息時的疼痛，就可能已經有早期骨關節炎。

髖臼夾擊症的先天性原因有，股骨頭沒有得到足夠血液而導致骨骼死亡、青少年大腿骨上部的生長板的分離（常見於肥胖者），以及髖內翻（兒童青少年時期股骨和股骨頭生長速度不同引起的髖關節畸形）。而扁平足也會引起一連串的運動軸心偏移、動力鍊失調，如大小腿內轉角度過大會引起髖關節轉動軸心與正常人不同，造成磨損增加及周遭穩定肌肉群的過度使用。

和運動相關的髖臼夾擊症則有：

凸輪夾擊：股骨頭形狀異常，此部分和髖臼（手套）在髖關節屈曲或用力時發生其間軟組織的夾擊。例如舉重、騎自行車、長跑或划船等運動。

關節唇夾擊：髖臼前端邊緣突出太多，造成大腿骨頭部在屈曲過程中，可能夾擊到附近的軟組織造成疼痛。例如騎自行車、長跑、足球、橄欖球等。

臨床上可用X光檢查、電腦斷層、核磁共振等檢查分出哪個種類的夾擊症以及是否有附近組織如軟骨、韌帶、骨髓的損傷。發生較久的病患可能會有韌帶發炎造成彈響髖、神經夾擊（感覺異常性股痛）或關節退化。

本症的治療，急性期可遵循PRICE原則如使用冰涼敷、使用局部抗炎藥膏、足夠休息等。重要的是要先矯正骨盆前傾、扁平足、大腿內外翻等錯誤姿態，再根據動力鍊與步態分析找出運動中缺陷的硬轉折點加以調整。

對於疼痛點可視情形處理，如肌肉疼痛可找出激痛點用網球按摩、針刺後做牽拉伸展，若是因為肌肉張力不均造成旋轉角度過大（如腿外轉過多）形成夾擊，則需要做反向伸展螺旋運動（做腿內旋）。若夾擊到軟骨韌帶組織，則可用增生治療藥物進行導引注射潤滑夾擊處，如同在生鏽的轉軸上油一般。經內科治療反應不好或者長期夾擊有髖關節退化情形者，可考慮接受手術治療。

髂脛束症候群、彈響髖、大轉子滑囊炎

負責膝關節伸展、髖關節側面移動、穩定大腿的髂脛束，由於過度使用、急性轉彎加減速，或是骨盆高低邊、前後側傾、扁平足、小腿大腿內外翻等姿勢不正，或是動力鍊上段下段的問題（例如臀部肌肉無力、闊筋膜張肌肉因在不平路面跑步

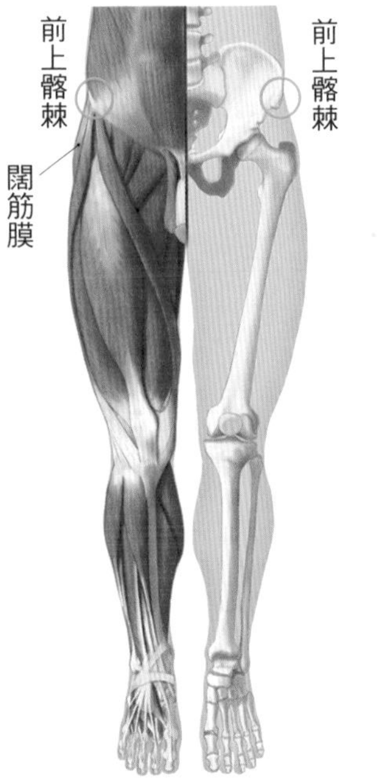

緊繃、或肌腱下方滑囊發炎等）造成骨盆髖部膝蓋的運動軸心偏移，兩側的髂脛束張力不均，導致肌腱緊繃摩擦附近組織，在大腿外側根部或膝外側產生發炎與疼痛稱為髂脛束症候群。常發生在長跑、自行車、武術、足球、排球、舉重等運動員身上。

彈響髖是指在髖關節周圍發生可聽見或可觸摸感覺到的喀噠震動聲響，可能來自髂脛束摩擦骨突、臀大肌在大轉子上滑動、髂腰肌肌腱在恥骨突起摩擦彈響、髖臼唇撕裂、關節內有游離體如軟骨碎片等。

初期有膝蓋外側、大腿外側或小腿外側近膝蓋端的疼痛緊繃，在下坡下山下樓梯時最明顯，跑步、彎曲或伸直膝蓋時也可能使疼痛惡化。在大腿外側中點處（即風市穴）有明顯壓痛點，膝外展時有無力感。

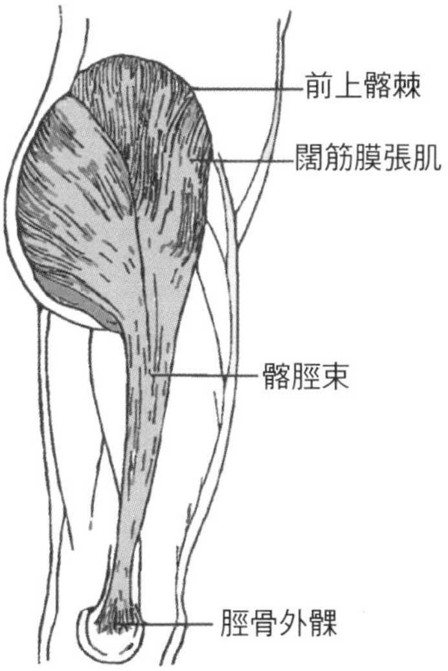

髂脛束是位於大腿外側的筋膜

一旦發現症狀，急性期應停止任何造成疼痛的姿勢或運動，採取PRICE原則（保護、休息、冰敷、壓迫、抬高）處理，之後要調整正確姿態擺位、分析動力鍊找出硬轉折點及疼痛點，並使用網球按摩。強化方面做反向螺旋牽拉運動、髂脛束滾筒

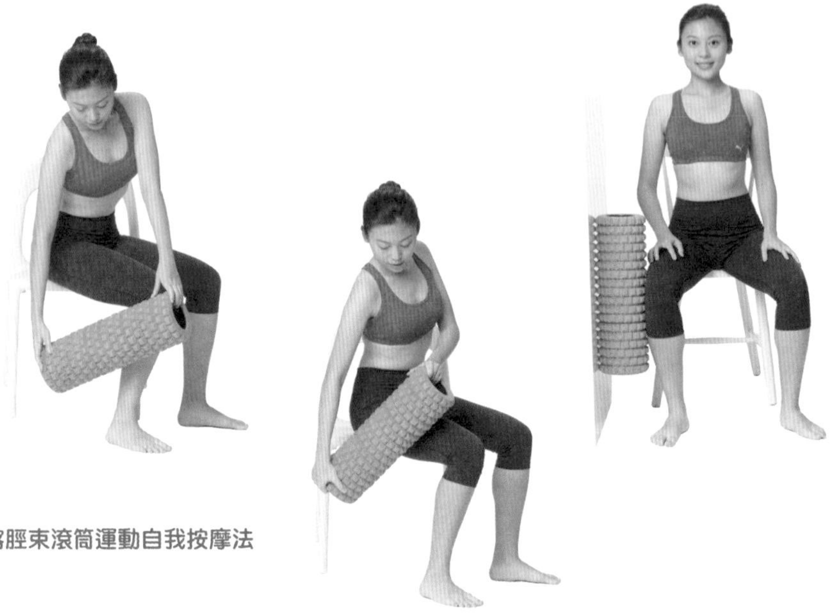

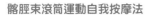

髂脛束滾筒運動自我按摩法

運動自我按摩法。動力鍊方面可進行核心穩定運動與跪姿矯正骨盆，外加伸展操。髂脛束緊繃壓迫者可使用激痛點針刺、超音波導引增生治療以修補磨損肌腱。同時也進行足部腳踝評估，看是否需要使用矯正鞋墊鞋具。

大轉子滑囊炎特徵是位於股骨大轉子表面的滑囊疼痛發炎，經常需要彎曲髖部的運動如游泳、舉重、自行車、跳遠、長跑等都可能與大轉子滑囊炎有關。

患者常抱怨外側髖部疼痛，可沿著大腿外側放射出去。最典型的發現是大粗隆處的壓痛點，有時會發現腫脹處和局部紅熱感。

預防此症有賴於減少髖部彎曲，特別是雙腳內收（騎自行車）時的反覆彎曲。症狀明顯者可做血液檢查以排除其他可能。

超音波可用於排除其他疾病、偵測患處是否積液需抽吸，另可協助定位注射藥物。

恥骨聯合疼痛症

恥骨聯合疼痛症是指一群前陰部疼痛疾病，包括恥骨聯合關節炎、腿部內收肌在恥骨著骨點病變、內收肌群靠近恥骨的肌腱炎等。突然使用腿腳爆發力（突然加速跑步）、大腿內夾或劈腿動作過多，或反覆彎曲伸展髖部的運動如網球、短跑、馬拉松、體操、跆拳道、舞蹈等運動員都常見到此症。

恥骨聯合屬不動纖維性關節，骨與骨之間由纖維組織構成沒有關節腔，所以任何動作均受到限制。由於纖維彈性軟骨同時提供恥骨間連結與緩衝的功用，因此要比一般關節面軟骨來得薄，因此受傷時（如車禍時安全帶過度拉扯、骨盆骨折等）、感染症（反覆膀胱炎、前列腺炎等），會更容易產生發炎。當骨盆受撞擊與拉扯時，恥骨聯合關節也最容易發生傷害。患者常見有前陰部疼痛，陰莖根部或膀胱下側有痠痛感，特別是在變換姿勢（如下床或坐下）或者長時間跑步、跳躍下拉扯到大腿內側內收肌肉群造成。嚴重者走路會搖擺以避免觸發疼痛，若未正確診斷治療，會影響行走跑步運動的動力鍊而引發更多問題。

治療首重恢復正確姿態與運動順序，例如下床時先屈膝轉身再坐起，動力鍊分析可找出拉扯恥骨聯合造成發炎疼痛原因。日常行走坐臥應注意避免拉扯恥骨聯合關節的動作，也可做腰橋運動以矯正骨盆。

尾骨疼痛症、梨狀肌症候群

尾骨疼痛症是指臀部中心處與尾骨的疼痛，常由於外力撞擊，例如不小心跌倒以屁股尾骶部著地、騎自行車長時間以尾部靠硬物坐，或是反覆壓迫摩擦所引起，疼痛常侷限於尾骨附近，有時疼痛會傳動到附近的坐骨或會陰部。競技性運動如籃球、排球、跆拳、武術、自行車等運動員容易發生此症，有時是撞擊後尾骨附近包覆的韌帶發炎。

平常可使用氣圈、坐墊等輔具，避免尾骨直接碰觸硬物而引發疼痛。還要盡量減少正坐或會使尾骨直接碰靠堅硬座位的姿勢，根本治療是配合執行符合動力鍊的伸展操，常做尾骶部支持肌肉群的伸展運動，像是腰橋運動、轉體運動及臀部肌肉伸展。深蹲操也有利於轉移尾骨附近肌肉韌帶拉扯的壓力。

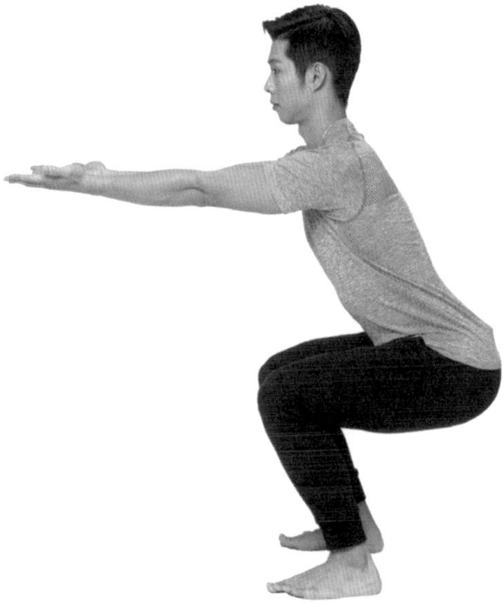

另有肌肉問題造成的臀部疼痛，梨狀肌症候群。這是臀部內深層疼痛，有時合併腰痛發生，有時發生麻刺痛傳動感傳動至腿腳，臀部坐姿或站立姿勢不對稱時也會發作。此症常見於先前腰部受傷、後來又有跌倒屁股著地等運動如排球、體操，或會經常轉換髖部行進方向的足球、籃球運動員。

患者常發生臀部疼痛，起床或坐下活動時，會牽動肌肉造成坐骨神經壓痛產生痠麻疼痛感，有時臀部痛會向下肢放射，嚴重者甚至不能行走或跛行，或咳嗽打噴嚏腹壓增加時臀部疼痛感會加重，或有放射性疼痛傳到下肢甚至腳掌。

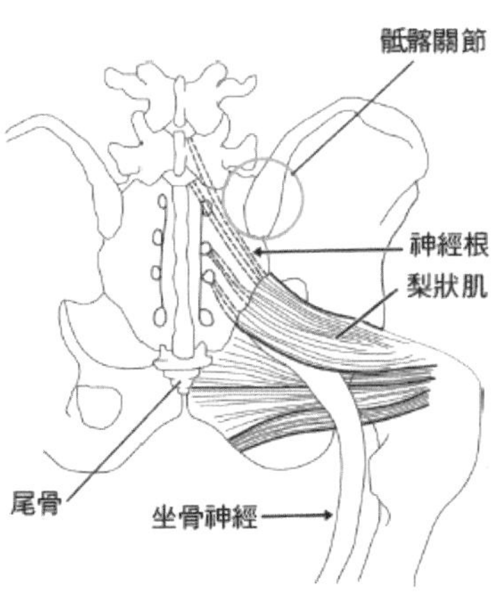

梨狀肌症候群

一般成因和先前急性腰扭傷有直接關係。梨狀肌主要是將大腿骨在髖關節處外轉，當股骨內轉時此肌肉肌腱會拉緊，牽拉壓迫坐骨神經產生疼痛與傳動感，如果持續壓迫會造成神經壓陷。此症通常來自臀部薦骨附近直接受傷，過度的使用（如自行車長時間前傾彎腰、籃球足球突然改變行進方向與速度、長期跑步臀部肌肉勞損引起等）。

治療首重恢復骨盆與梨狀肌正常位置與姿態，並針對緊繃的肌肉做網球按摩、牽拉伸展與強化運動方面提臀牽拉操或膝胸運動，請參考接下來的腰部、髖臀運動強化復健運動。

腰部・髖臀強化復健運動

脊椎屈肌群

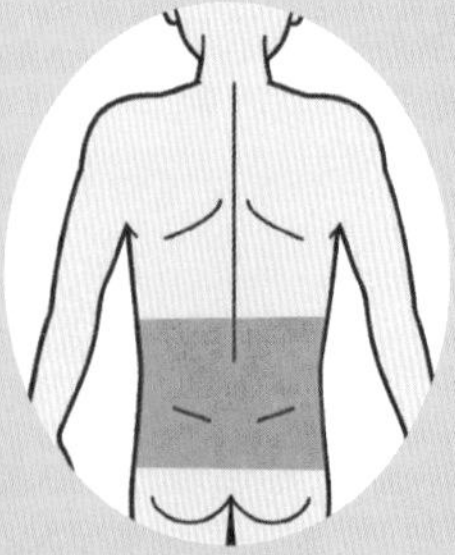

＊什麼時候該鍛鍊：身體向後仰時覺得疼痛、有拱背的姿勢、睡覺時無法仰躺或翻身會痛

＊哪裡會感到疼痛：背部、腰部、臀部、鼠蹊部

＊伸展按摩何處來改善：脊柱伸肌群（腰方肌、豎脊肌）

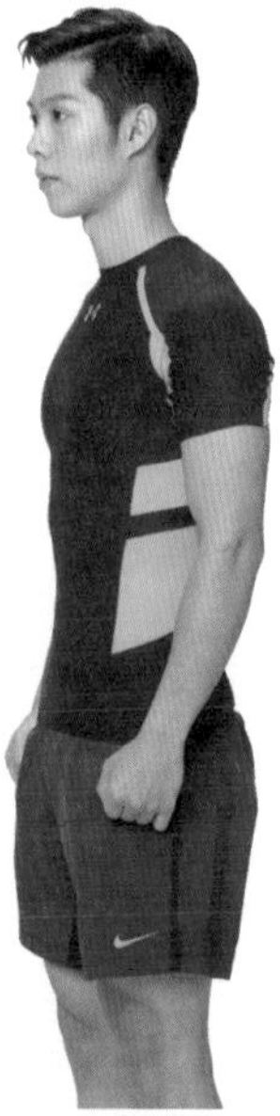

1 採取站姿，背部挺直。

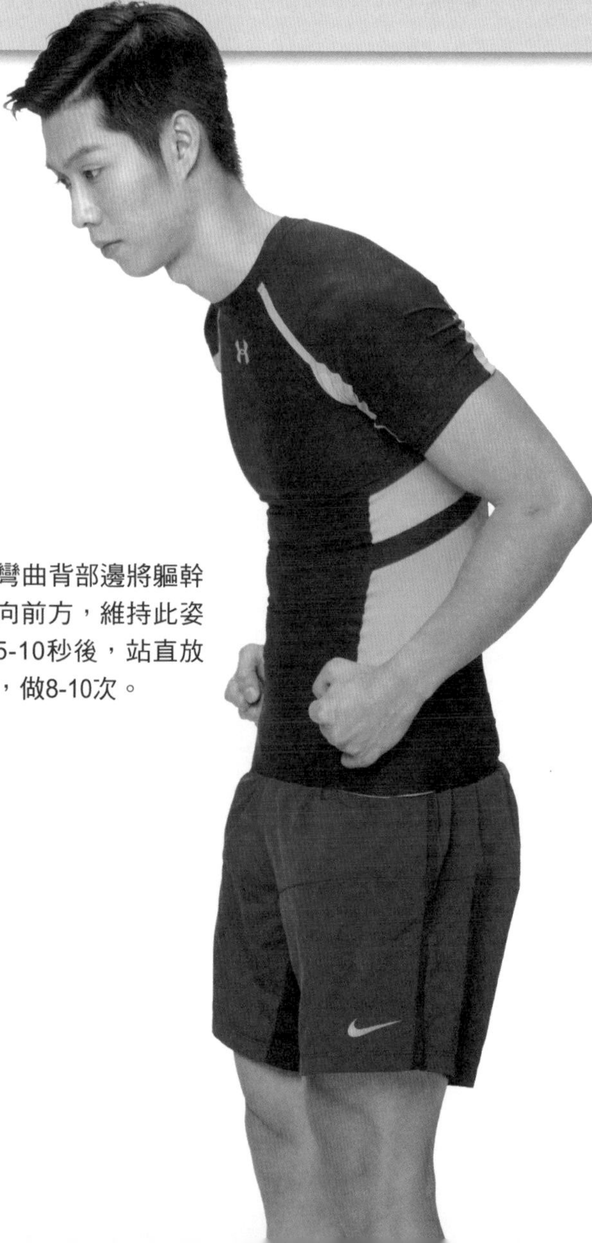

2 邊彎曲背部邊將軀幹傾向前方，維持此姿勢5-10秒後，站直放鬆，做8-10次。

基本操
★

進階操
★★

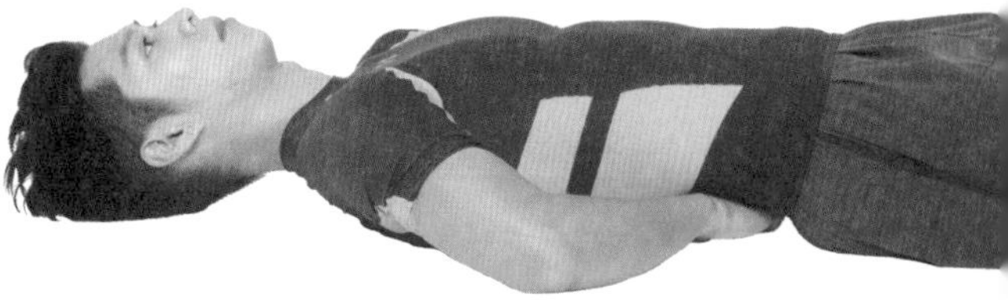

1 採仰躺姿，躺在地面或硬床上，掌心朝下，支撐在腰部下方。

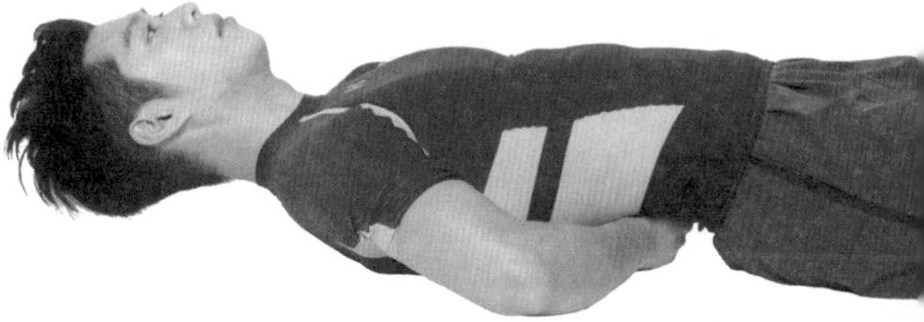

2 縮腹施力，像是協助腰部把手往下壓一般，維持此姿勢5-10秒後放鬆，做8-10次。

變化型

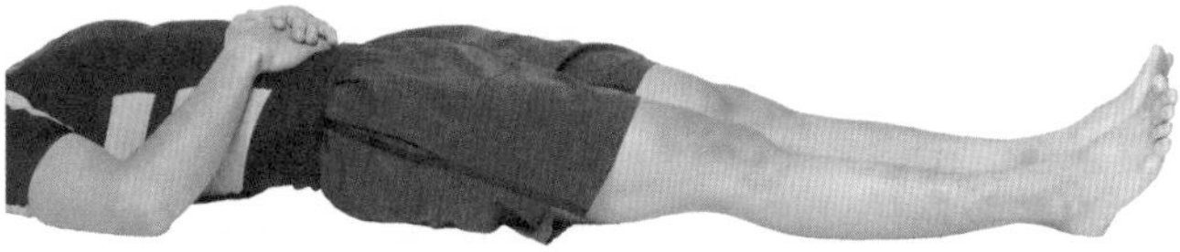

1 採仰躺姿，躺在地面或硬床上，雙腿併攏。

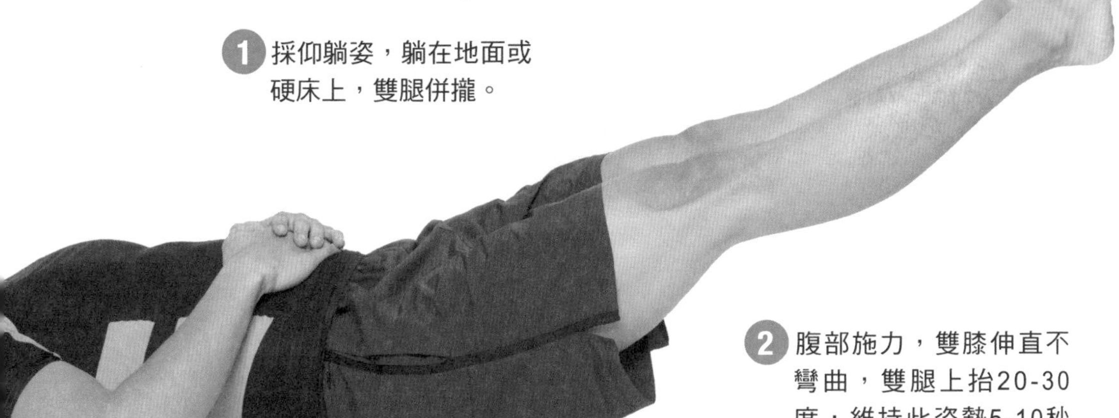

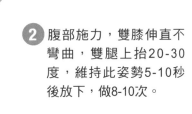

2 腹部施力，雙膝伸直不彎曲，雙腿上抬20-30度，維持此姿勢5-10秒後放下，做8-10次。

進階操
★★★

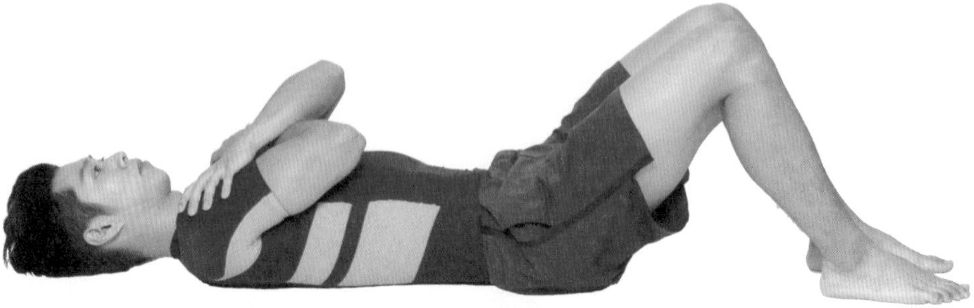

❶ 採仰躺姿，躺在地面或硬床上，
曲起膝蓋，雙手交叉置於胸前。

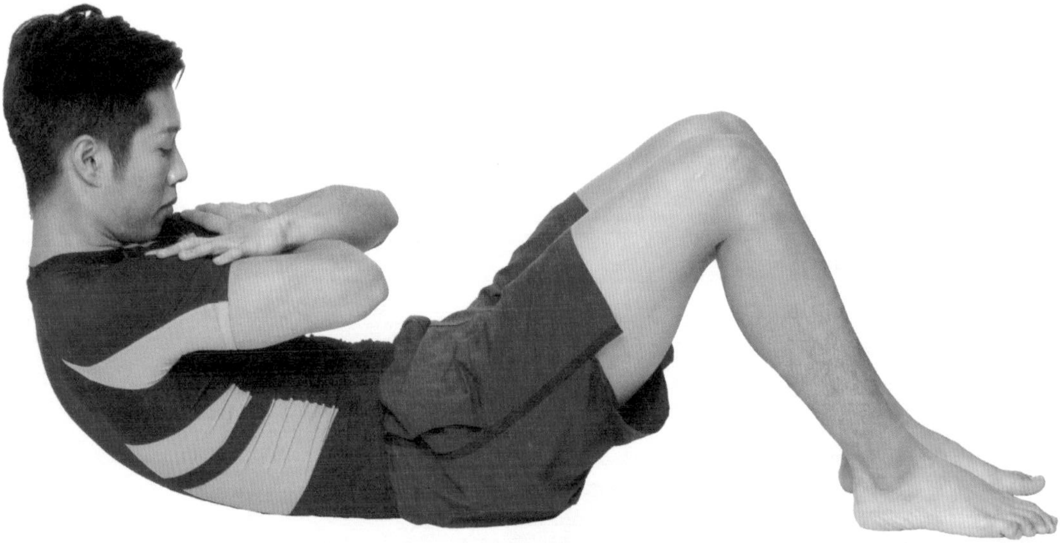

❷ 抬起上半身，眼睛看著肚臍的位置。維持此姿勢5-10秒後，躺平放鬆，做8-10次。

變化型

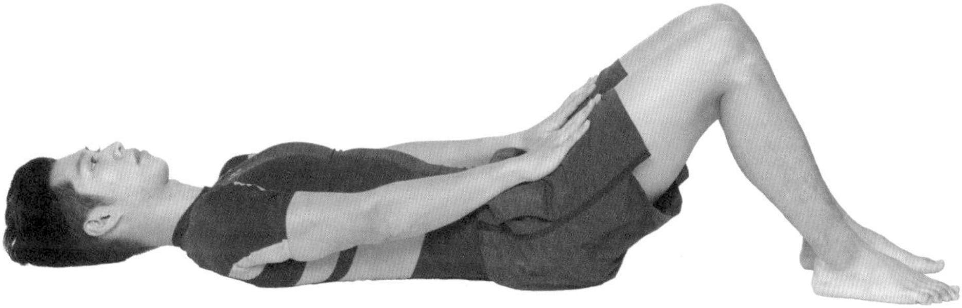

1 前個動作也可稍做變化。採仰躺姿，躺在地面或硬床上，曲起膝蓋，雙手合掌，並伸直手臂。

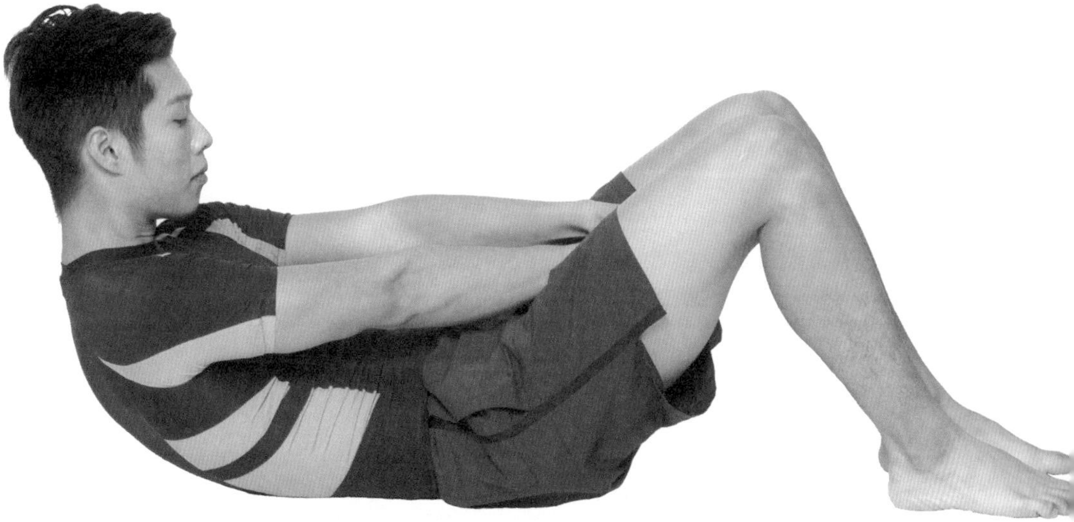

2 抬起上半身，並將雙手伸入雙膝之間。維持此姿勢5-10秒後，躺平放鬆，做8-10次。

腰部・髖臀強化復健運動

脊柱伸肌群

＊**什麼時候該鍛鍊**：往前彎腰或鞠躬時覺得疼痛、出現拱背或駝背的姿勢，或者出現胸口灼熱、噁心、腹脹等相關症狀

＊**哪裡會感到疼痛**：胸部、腰部、腹部、側腹與下腹、鼠蹊部

＊**伸展按摩何處來改善**：脊柱屈肌群（腹直肌、腹斜肌）

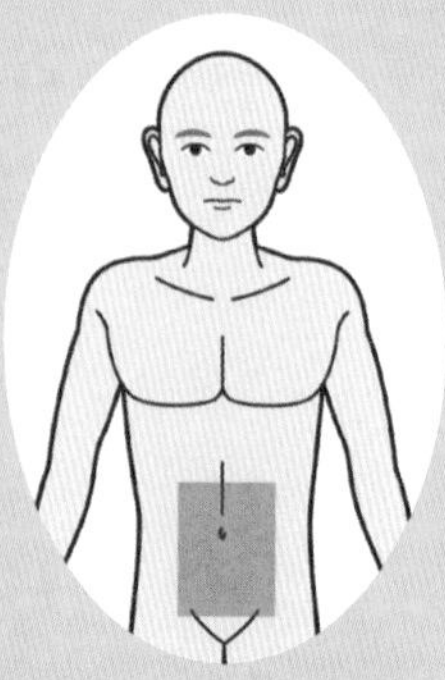

基本操
★

1 挺直背部，身體向後仰。維持此姿勢5-10秒，進行8-10次。

進階操
★★

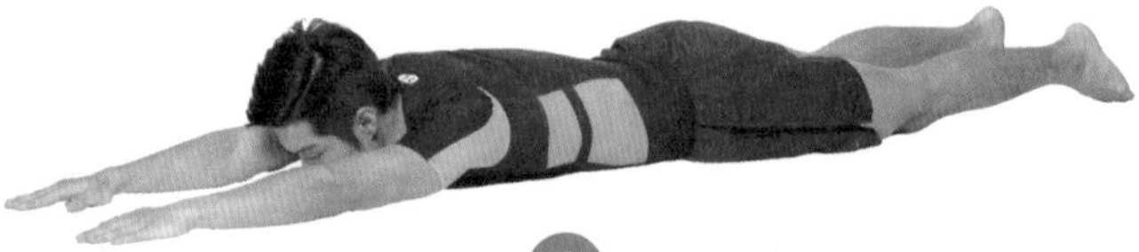

1 趴在地上，背部挺直，雙手雙腿伸直。

2 同時向上提起左手跟右腿，舉起手的同時，把胸部也提起來。維持此姿勢5-10秒，放下後再換提起右手跟左腿，各進行8-10次。

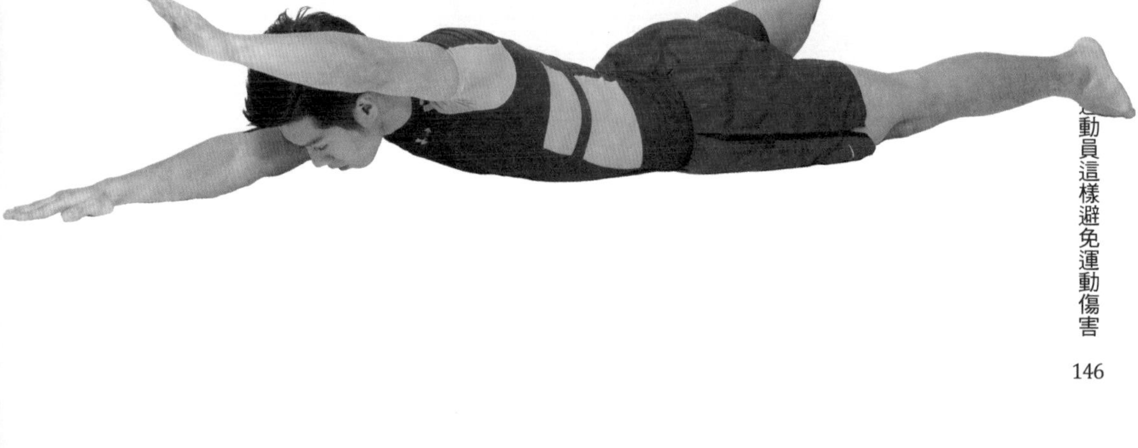

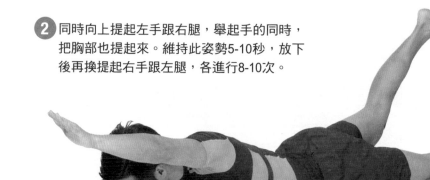

進階操
★★★

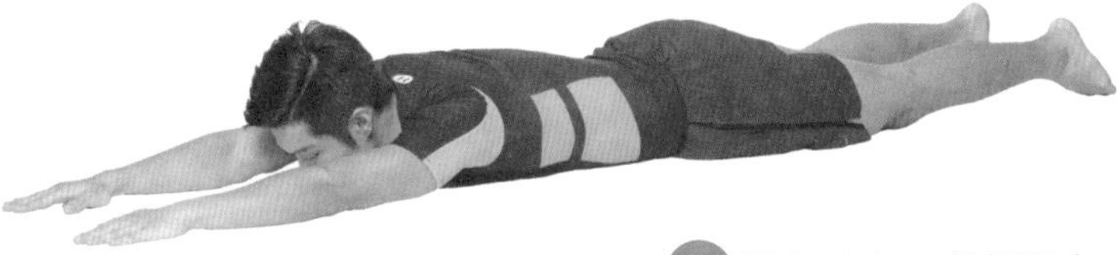

1 趴在地上，背部挺直，雙手雙腿伸直。

2 上半身往後彎曲，下半身雙腿往後抬。維持此姿勢5-10秒後放鬆，進行8-10次。

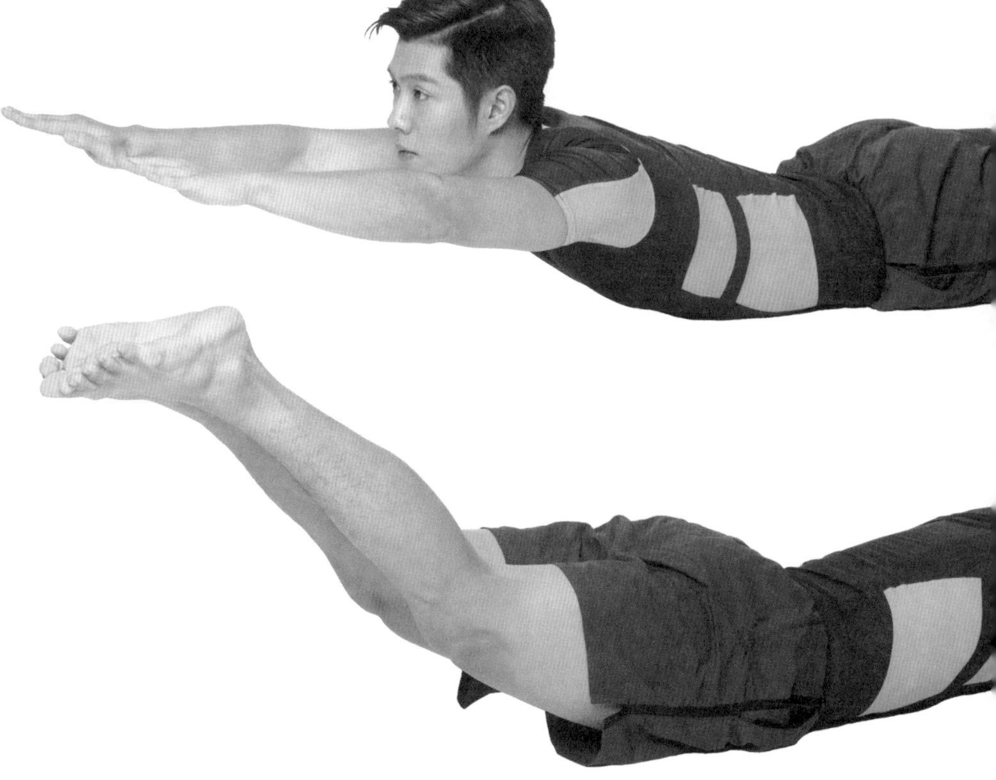

腰部．髖臀強化復健運動

脊柱旋轉肌群

＊什麼時候該鍛鍊：轉動身體時（例如回頭）覺得疼痛
＊哪裡會感到疼痛：背部、腰部、臀部、側腹與下腹
＊伸展按摩何處來改善：連結另一側的旋轉肌群（腹斜肌、豎脊肌）

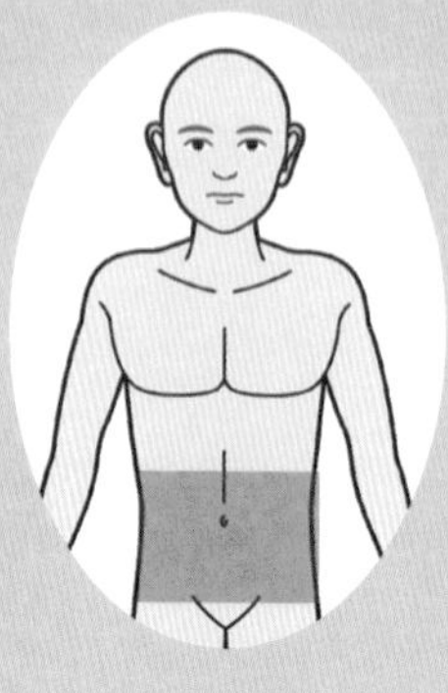

基本操
★

1 身體站直，雙腿打開與肩同寬，骨盆不動，上半身向後轉。維持此姿勢5-10秒後放鬆，進行8-10次。

進階操
★★

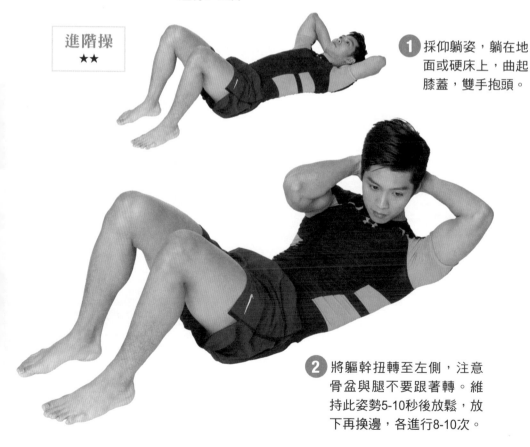

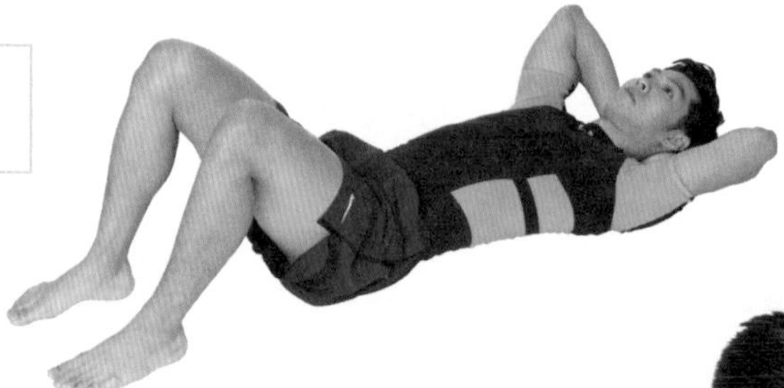

1 採仰躺姿，躺在地面或硬床上，曲起膝蓋，雙手抱頭。

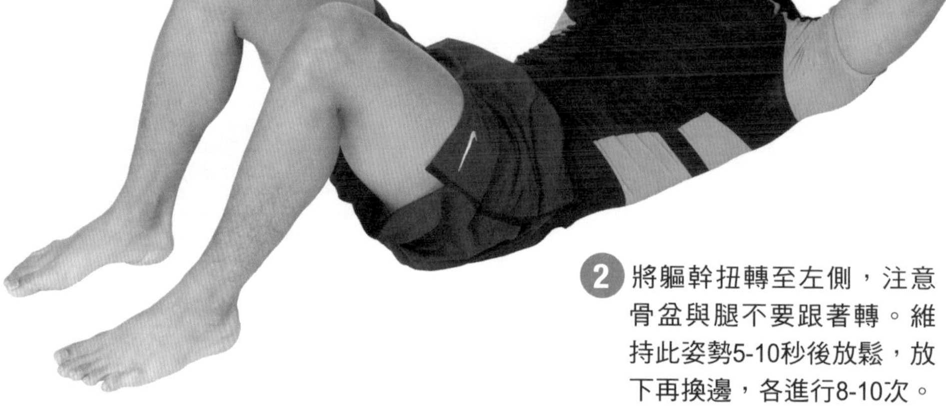

2 將軀幹扭轉至左側，注意骨盆與腿不要跟著轉。維持此姿勢5-10秒後放鬆，放下再換邊，各進行8-10次。

進階操
★★★

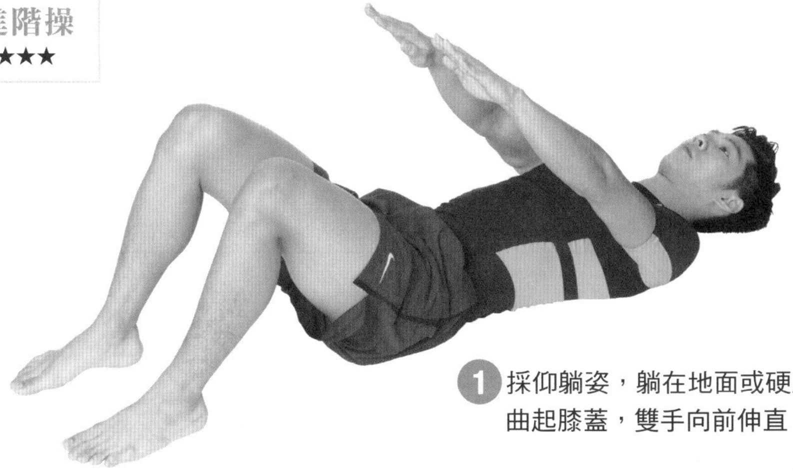

1 採仰躺姿，躺在地面或硬床上，曲起膝蓋，雙手向前伸直。

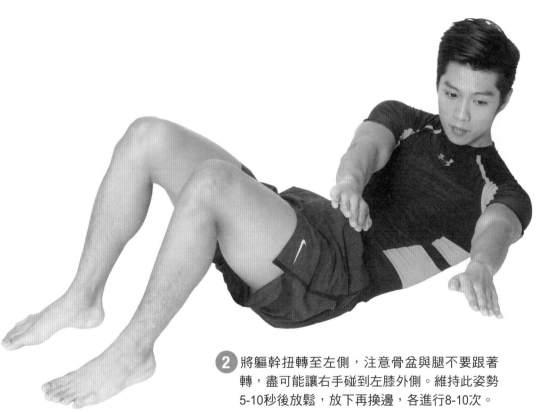

2 將軀幹扭轉至左側，注意骨盆與腿不要跟著轉，盡可能讓右手碰到左膝外側。維持此姿勢5-10秒後放鬆，放下再換邊，各進行8-10次。

腰部・髖臀強化復健運動

髖關節屈肌群

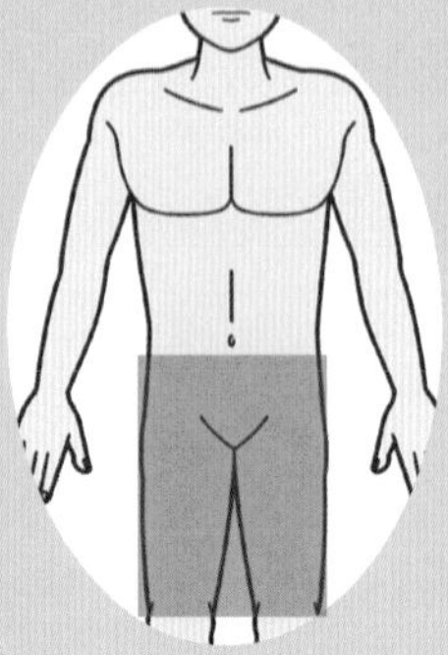

＊什麼時候該鍛鍊：跪坐或盤腿坐要站起時覺得疼痛、腿部向後伸展時感到頭痛、走踩踏地時感到疼痛、出現拱背的姿勢

＊哪裡會感到疼痛：臀部、大腿後側、膝關節後側

＊伸展按摩何處來改善：髖關節的伸肌群（臀大肌、大腿後側肌群）

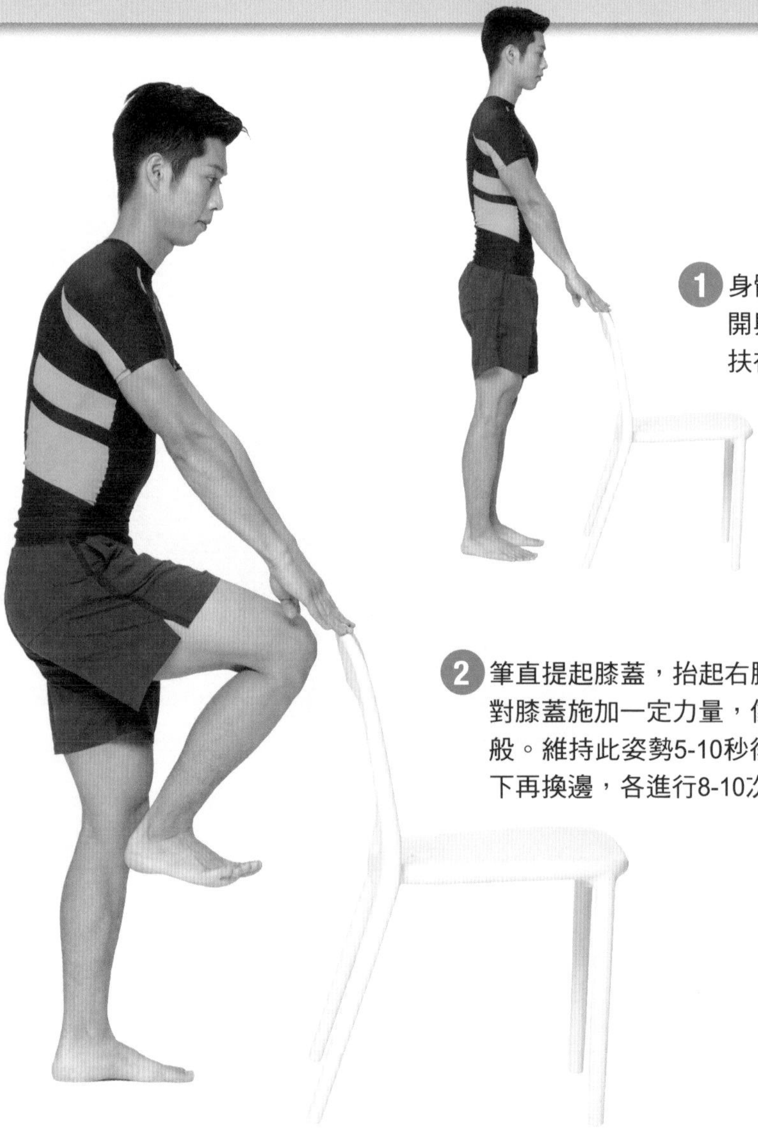

基本操
★

1 身體站直，雙腿打開與肩同寬，雙手扶在椅背上。

2 筆直提起膝蓋，抬起右腿，雙手也對膝蓋施加一定力量，像是互推一般。維持此姿勢5-10秒後放鬆，放下再換邊，各進行8-10次。

進階操 ★★

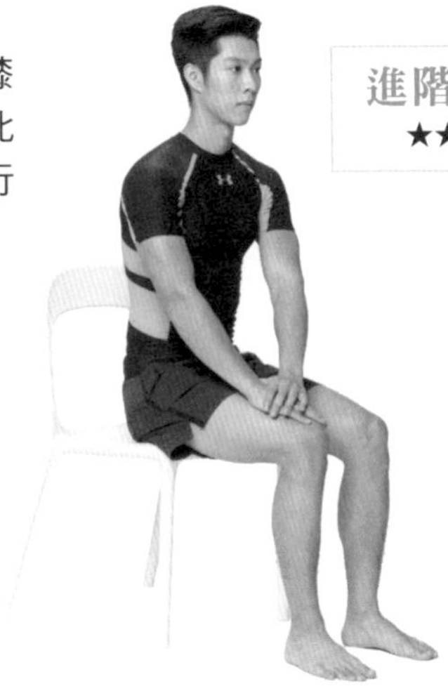

1 採取坐姿，雙手放在右膝蓋。

2 筆直提起膝蓋，抬起右腿，雙手也對膝蓋施加一定力量，像是互推一般。維持此姿勢5-10秒後放鬆，放下再換邊，各進行8-10次。

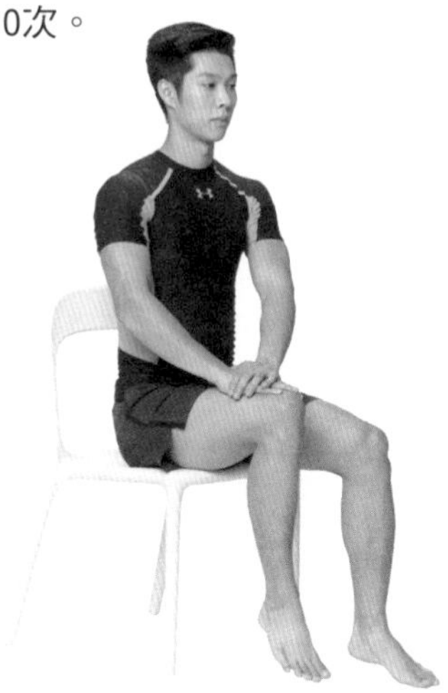

進階操 ★★★

使用彈力帶強化訓練

1 雙手放在兩邊膝蓋，將彈力帶套在右腳上，左腳踩住多彈力帶（或是將彈力帶兩端綁起成圈狀，套在雙腳上），保持雙腳與肩同寬。左腳試著往上抬高。維持此姿勢5-10秒後放鬆，再換邊，各進行8-10次。

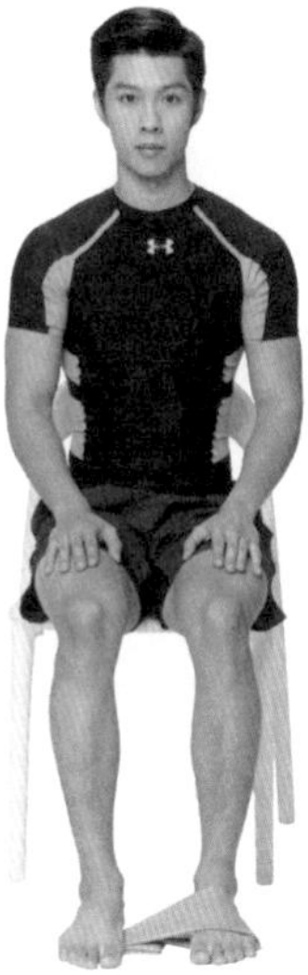

（坐姿）

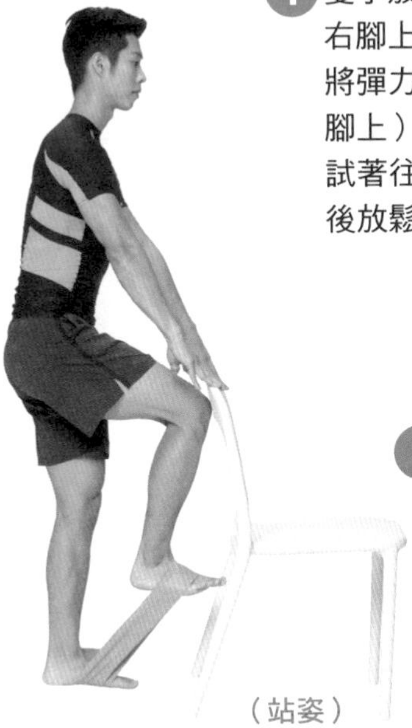

（站姿）

1 身體站直，將彈力帶套在右腳上，左腳踩住彈力帶（或是將彈力帶兩端綁起成圈狀，套在雙腳上），保持雙腳與肩同寬，雙手扶在椅背上方。筆直提起膝蓋，抬起右腿，上抬至與腰部同高處。維持此姿勢5-10秒後放鬆，再換邊，各進行8-10次。

腰部・髖臀強化復健運動

髖關節伸肌群

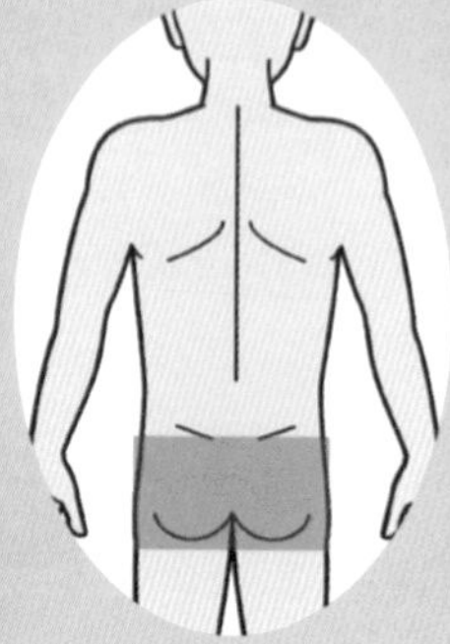

＊**什麼時候該鍛鍊**：上提大腿時（例如上樓梯）覺得疼痛、髖關節退化性關節炎、變形性膝關節炎、腿部屈曲變形（O型腿）

＊**哪裡會感到疼痛**：腰部、臀部、大腿前側與外側、膝蓋

＊**伸展按摩何處來改善**：髖關節的屈肌群（髂腰肌、縫匠肌、闊筋膜張肌、股直肌）

基本操
★

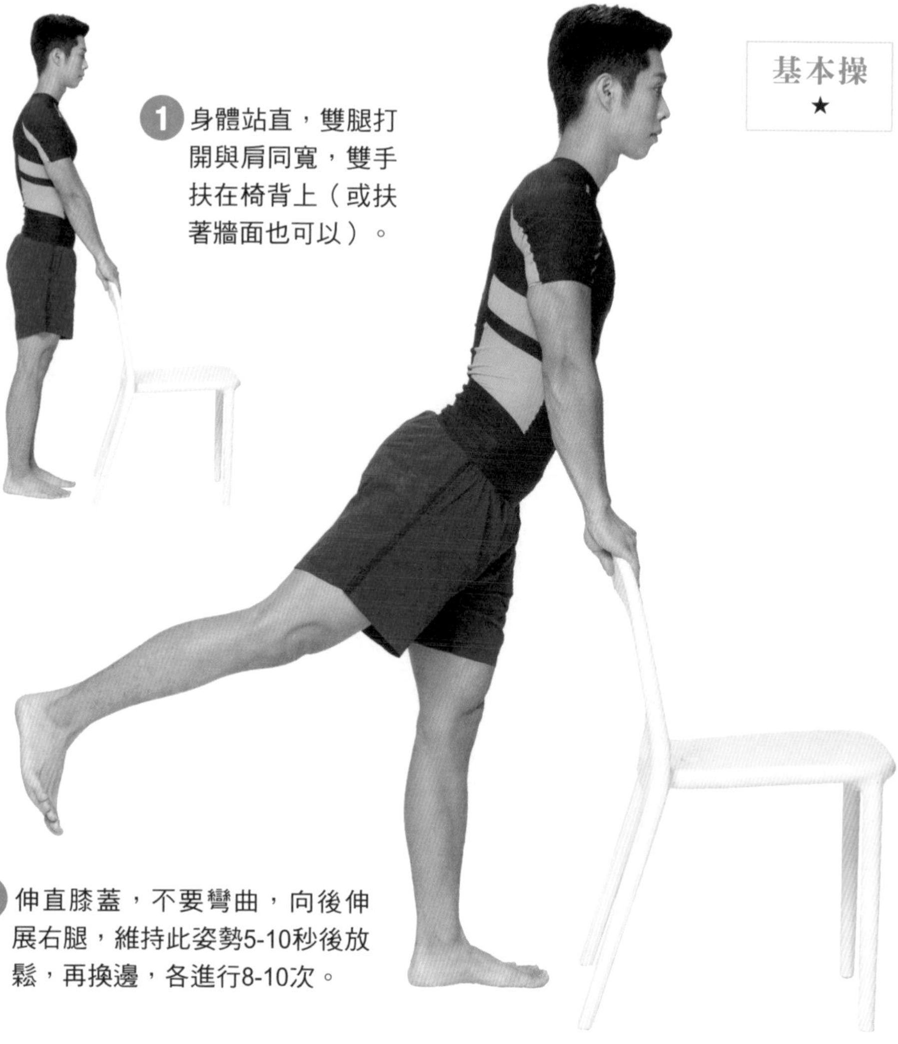

1 身體站直，雙腿打開與肩同寬，雙手扶在椅背上（或扶著牆面也可以）。

2 伸直膝蓋，不要彎曲，向後伸展右腿，維持此姿勢5-10秒後放鬆，再換邊，各進行8-10次。

進階操
★★

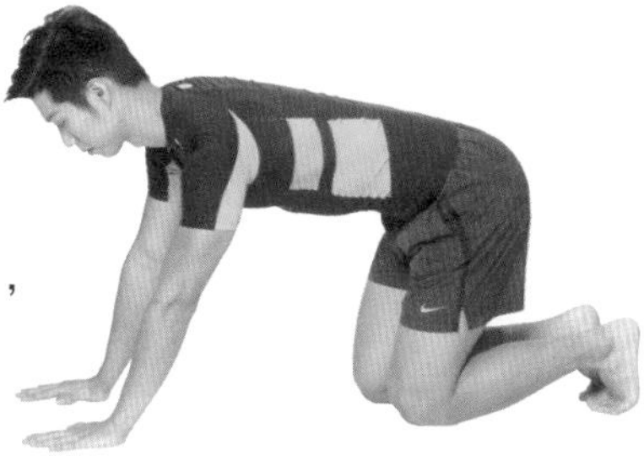

1 雙膝跪地，雙手撐向地面，筆直伸展背部.。

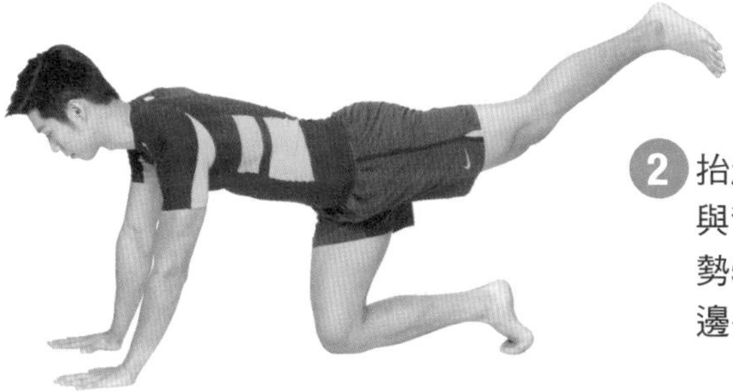

2 抬起左腿，筆直提起膝蓋，與背部成一直線。維持此姿勢5-10秒後放下放鬆，再換邊各進行8-10次。

進階操
★★★

使用彈力帶強化訓練

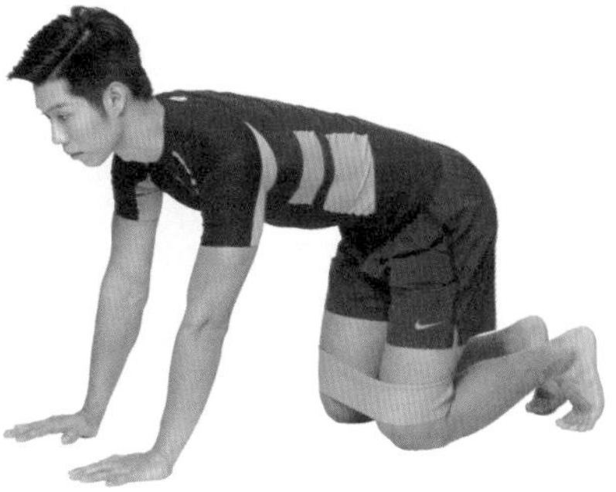

1 雙膝跪地，雙手撐向地面，筆直伸展背部。將彈力帶兩端綁起成圈狀，套在膝蓋上，右膝固定住彈力帶，保持雙腳與肩同寬。

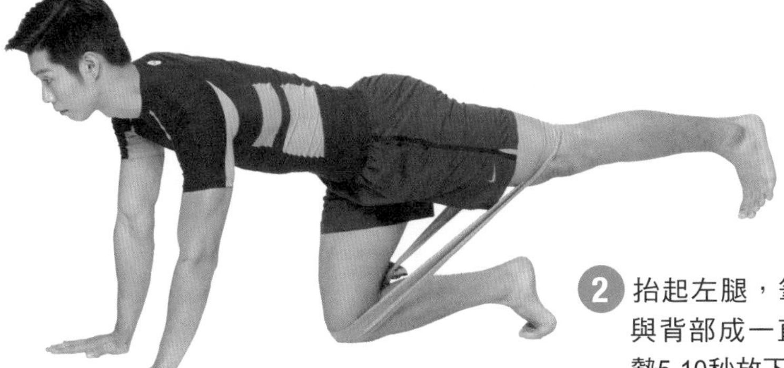

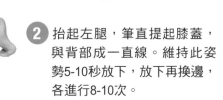

2 抬起左腿，筆直提起膝蓋，與背部成一直線。維持此姿勢5-10秒放下，放下再換邊，各進行8-10次。

腰部．髖臀強化復健運動

髖關節外展肌群

＊什麼時候該鍛鍊：上提大腿時（例如上樓梯）覺得疼痛、無法以單腳站立、腿部屈曲變形（O型腿）
＊哪裡會感到疼痛：大腿前側、膝蓋、小腿前側
＊伸展按摩何處來改善：大腿內收肌群

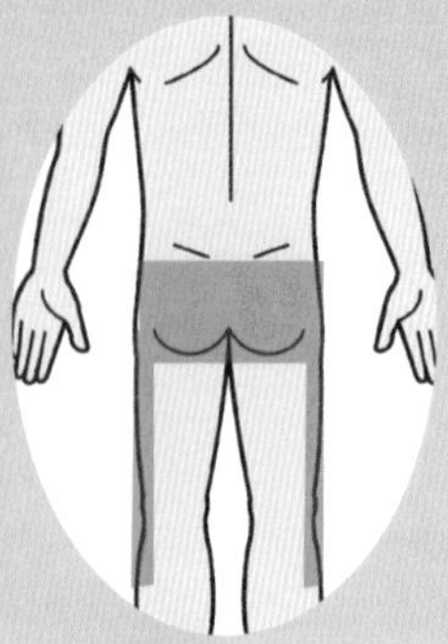

基本操
★

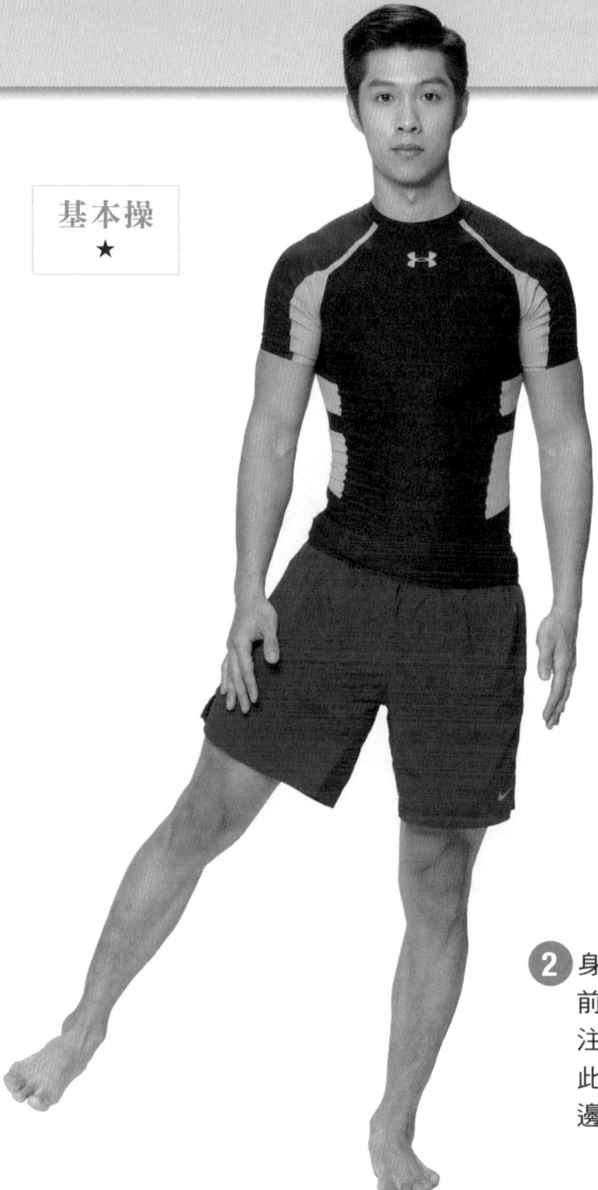

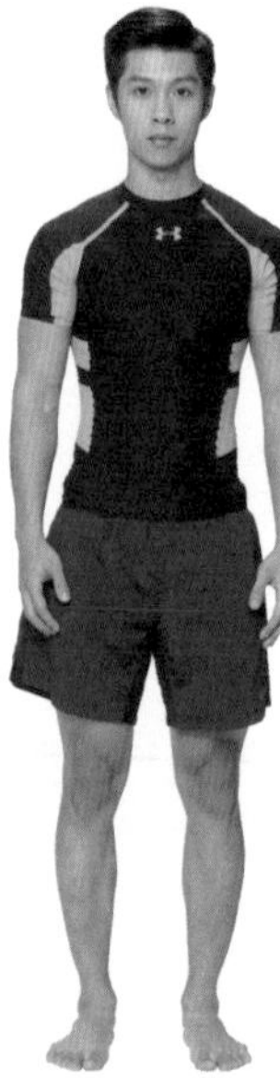

1 採站姿，雙腿打開與肩同寬。

2 身體站直，腳尖朝向身體正前方，右腿筆直向外伸展，注意身體不要傾斜。維持此姿勢5-10秒後放鬆，再換邊，各進行8-10次。

進階操
★★

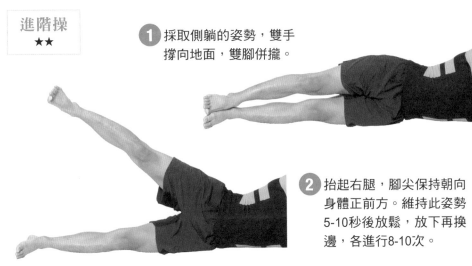

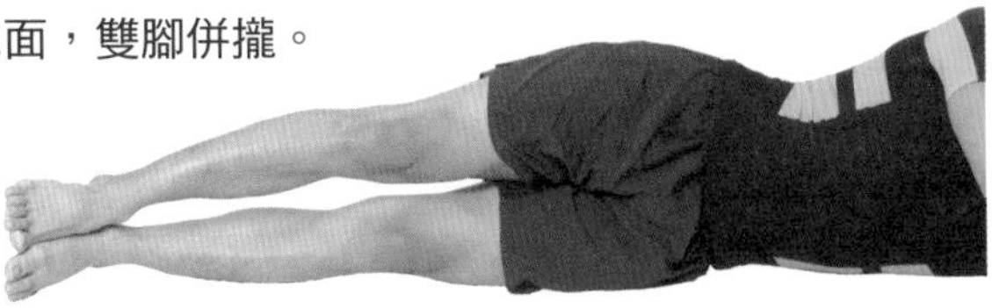

1 採取側躺的姿勢，雙手撐向地面，雙腳併攏。

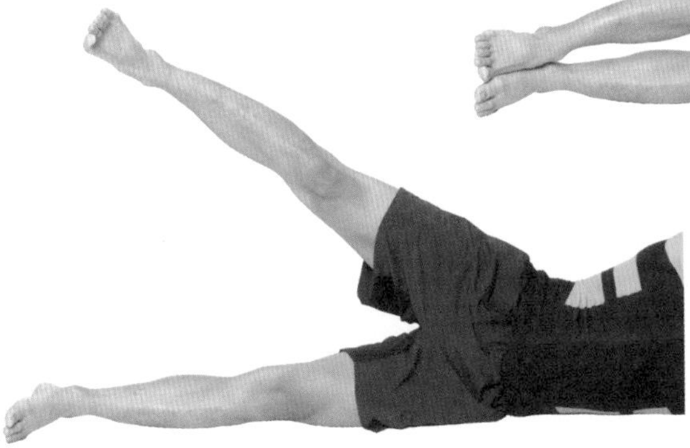

2 抬起右腿，腳尖保持朝向身體正前方。維持此姿勢5-10秒後放鬆，放下再換邊，各進行8-10次。

進階操
★★★

使用彈力帶強化訓練

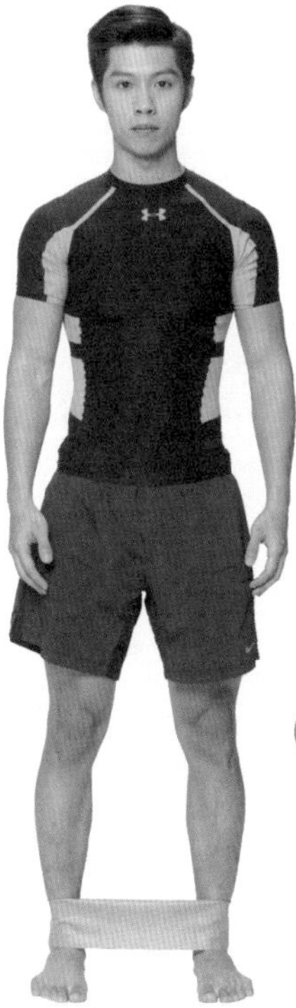

1 採站姿，將彈力帶套於腳踝上，雙腿打開與肩同寬。

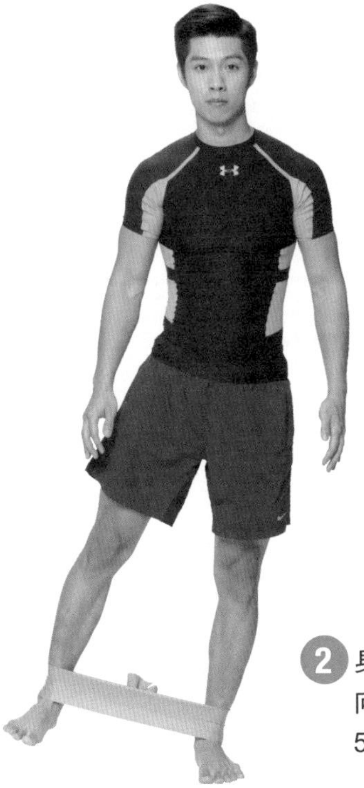

2 身體站直，腳尖朝向身體正前方，右腿筆直向外伸展，注意身體不要傾斜。維持此姿勢5-10秒後放鬆，再換邊，各進行8-10次。

腰部・髖臀強化復健運動

大腿內收肌群（1）

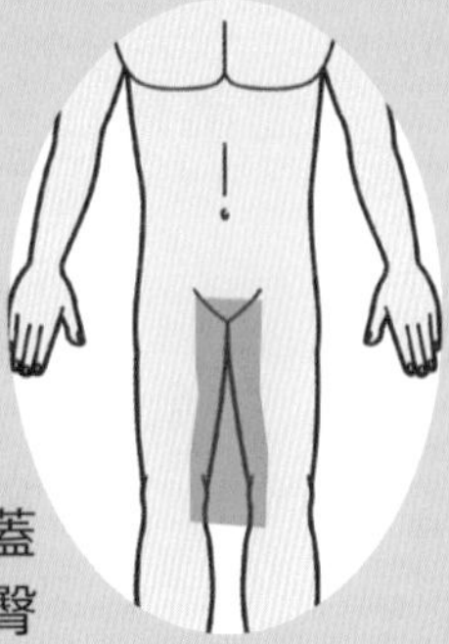

＊什麼時候該鍛鍊：髖關節疼痛、髖關節退化性關節炎或變形性膝關節炎、腿部屈曲變形（O型腿）、有盤腿的習慣

＊哪裡會感到疼痛：臀部、大腿後側與外側、小腿外側、膝蓋

＊伸展按摩何處來改善：髖關節的外展肌群（闊筋膜張肌、臀中肌、臀小肌）

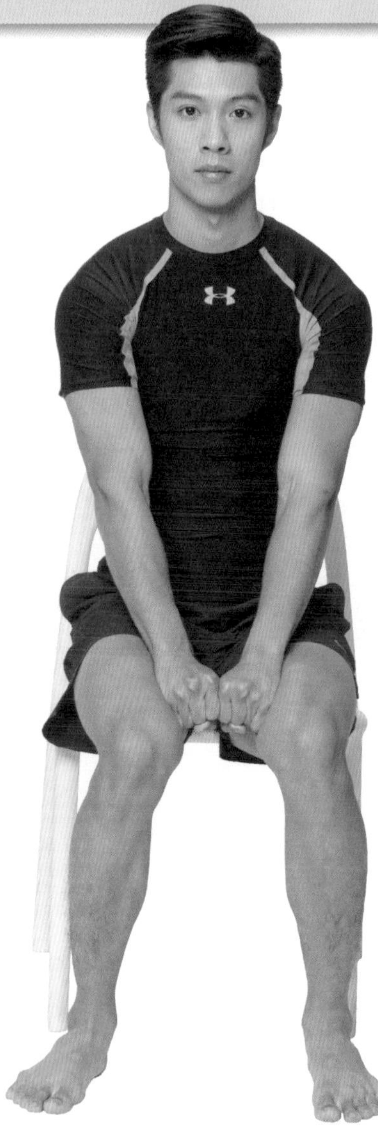

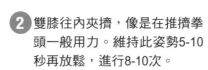

基本操
★

❶ 採站姿，雙腿打開與肩同寬。將右腿往左斜前方伸展。維持此姿勢5-10秒，再換邊，各進行8-10次。

進階操
★★

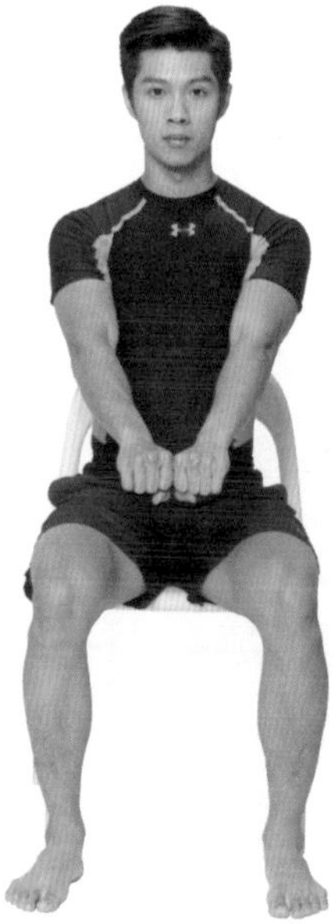

❶ 採取坐姿，雙腿打開與肩同寬，雙手握拳放置於雙膝之間。

❷ 雙膝往內夾擠，像是在推擠拳頭一般用力。維持此姿勢5-10秒再放鬆，進行8-10次。

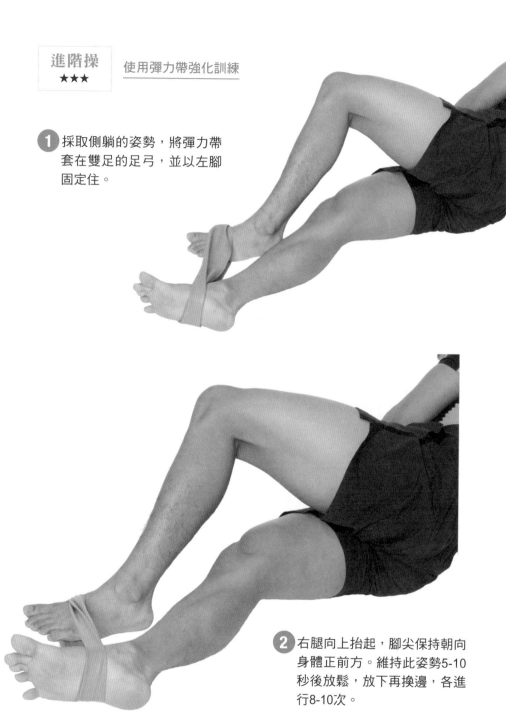

進階操
★★★

使用彈力帶強化訓練

1 採取側躺的姿勢，將彈力帶套在雙足的足弓，並以左腳固定住。

2 右腿向上抬起，腳尖保持朝向身體正前方。維持此姿勢5-10秒後放鬆，放下再換邊，各進行8-10次。

腰部．髖臀強化復健運動

大腿內收肌群（2）

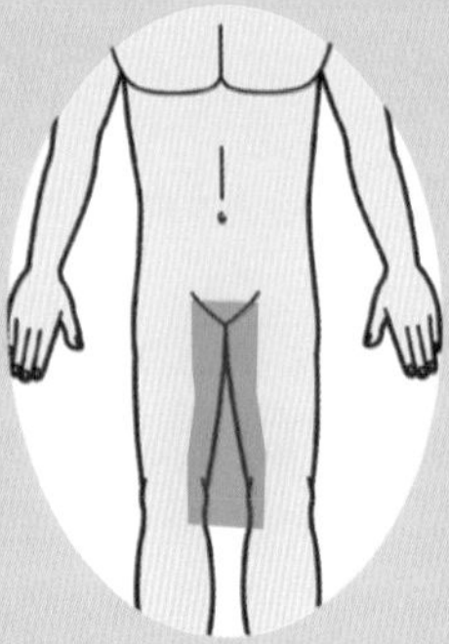

＊什麼時候該鍛鍊：髖關節疼痛、出現類似坐骨神經痛症狀、就寢時無法仰躺、腿部屈曲變形（O型腿）
＊哪裡會感到疼痛：臀部、大腿後側與外側、小腿外側
＊伸展按摩何處來改善：臀小肌

基本操
★

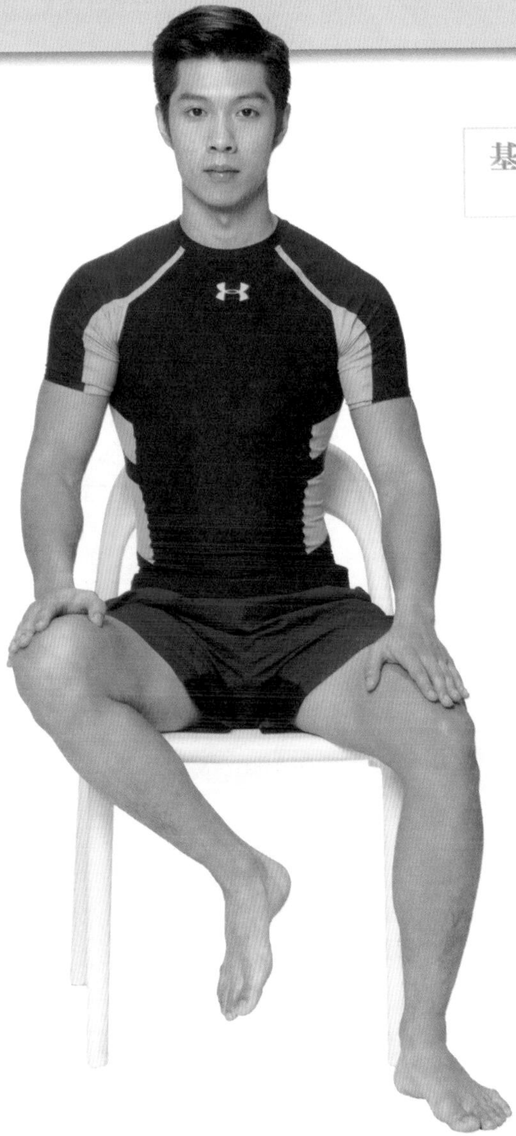

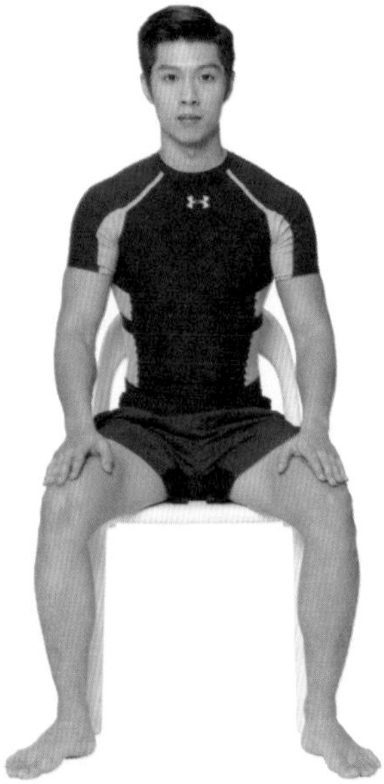

❶ 採取坐姿，雙腿打開，比肩寬略寬，雙手輕輕放在膝蓋上。

❷ 右小腿轉向身體內側，腳尖朝向身體正前方，以大腿為中心轉動。再換邊，各進行8-10次。

進階操 ★★★

使用彈力帶強化訓練

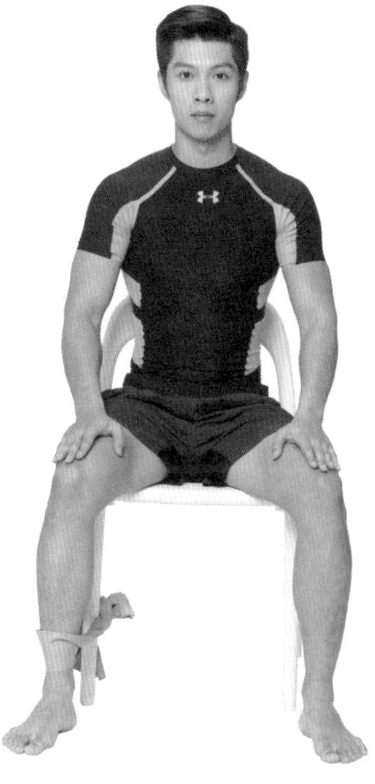

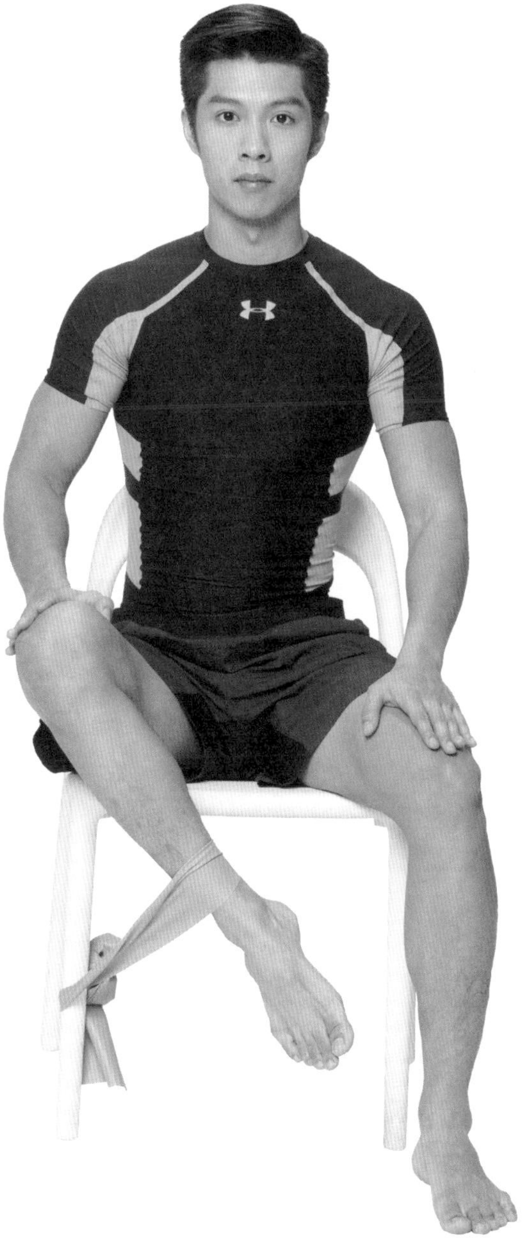

1 採取坐姿，雙腿打開，比肩寬略寬，彈力帶纏繞在右腳腳踝，並固定在椅腳上。

2 右小腿轉向身體內側，腳尖朝向身體正前方，以大腿為中心轉動。再換邊，各進行8-10次。

第四章

膝部．踝足部

膝部運動傷害

韌帶負責膝關節穩定度，主要有五條：前十字韌帶、後十字韌帶、內側韌帶、外側韌帶和環狀韌帶，和前面的髕骨肌腱協同運作。韌帶扭傷或斷裂常因為突然扭轉或直接撞擊導致，如碰撞型與接觸型運動中，如打籃球上籃著地時膝蓋扭轉、棒壘球揮棒扭轉或衝壘包時半蹲滑壘、橄欖球或足球衝撞後突然停止或加速奔跑時、跆拳道踢擊碰撞、排球跳起殺球著地時扭傷都容易導致十字韌帶損傷。

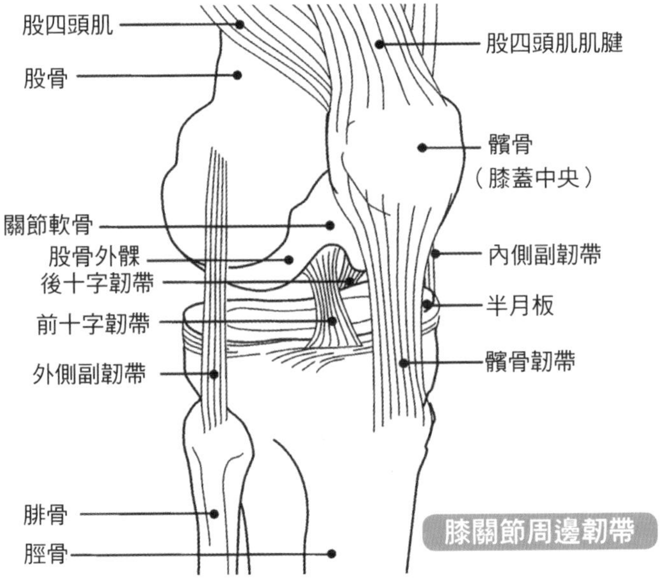

膝關節周邊韌帶

膝韌帶扭傷或斷裂時，膝蓋會有劇痛、

腫脹、不穩定鬆弛感，受傷時常會聽到（啪）一聲後就無法完全伸直。後十字韌帶損傷者在下樓梯下坡時還常會有「軟腳向前滑」的感覺，一段時間後關節活動會發出喀啦聲。後十字韌帶在連接脛骨後端突起處常因拉傷而腫脹疼痛，很容易和腿後肌腱與膕窩囊腫混淆。

前十字韌帶損傷常發生在膝蓋急停時異常扭轉，或腿部受到直接撞擊。後十字韌帶損傷多半發生於膝蓋彎曲腳掌牢抓地面時，小腿後方受到直接撞擊。內外側韌帶損傷通常來自直接撞擊膝蓋外側，或跑步跳躍時膝蓋承受不正常的側面壓力。環狀韌帶在膝蓋扭轉力量大時（如滑雪、溜冰、籃球、網球等跳躍或減速著地時膝蓋扭）容易損傷。上述各類韌帶損傷也容易同時有滑囊炎與肌腱炎需一併處理。

醫師通常會由膝蓋理學檢查做診斷，並以超音波檢查有無積血或積水，同時探測韌帶損傷程度。嚴重者建議核磁共振或X光檢查來確認有無骨折等其他疾病。若核磁共振檢查為「部分撕裂傷」或「非回縮型撕裂傷」則可先嘗試增生修復治療。若先前內科治療反應不佳，或為「回縮型撕裂傷」，則建議韌帶修復重建手術。

治療各時期有不同要領。

急性受傷期：一旦懷疑韌帶損傷，應馬上以PRICE原則處理。膝蓋固定保護後尋求醫療協助，用非類固醇類消炎劑可幫助減少急性發炎。

前期：使用抗炎止痛藥物，使用柺杖至腫脹疼痛消失。若懷疑斷裂，可接受肌力強化運動、增生治療或手術。

中期：在無痛下進行活動度訓練、肌肉強度與平衡訓練。

後期：開始無痛下的肌力及速度訓練。可做單腳跳、交叉跳或三級跳。

大部分病患可在2至12週內重新開始運動，嚴重需手術者可能要8至12個月。

如果韌帶損傷不治療，可能使膝關節其他構造連帶受損導致疼痛與不穩定，並影響動力鍊造成其上的腰臀髖關節與其下的足踝關節疼痛，及可預見的軟骨退化磨損導致關節炎。

髕股骨疼痛症

髕骨（膝蓋骨）在膝前正中間連接大腿骨與小腿骨。膝蓋前方常見病痛有髕股骨疼痛症，是髕骨滑動不順暢造成韌帶在髕骨上方、前方、下方與連接小腿骨處的疼

引起膝蓋疼痛的病症

1. **膝蓋前側（中間）疼痛**：髕股骨疼痛症、跑者膝、髕骨前滑囊炎、肌筋膜疼痛症
2. **膝蓋上方疼痛**：股四頭肌肌腱炎、髕股骨疼痛症
3. **膝蓋下方疼痛**：髕股骨疼痛症、剝脫性軟骨炎、髕骨肌腱炎（跳躍膝）、肌筋膜疼痛症
4. **膝蓋內側疼痛**：鵝足肌腱炎、內側副韌帶症候群
5. **膝蓋外側疼痛**：髂脛束症候群、外側副韌帶症候群

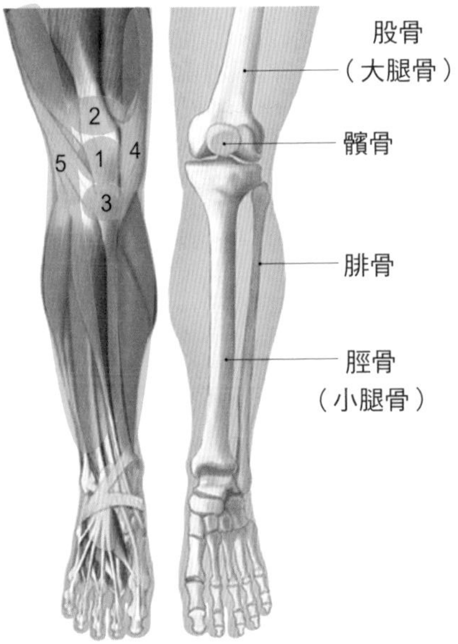

痛（右圖②①③處），髕骨前滑囊炎，是膝關節活動緩衝潤滑的滑囊受損發炎，著骨點病變是髕股骨肌腱在小腿脛骨前突接著處的著骨點病變。

髕股骨疼痛症會造成膝蓋周圍內外疼痛，上下樓梯或跑步、膝蓋彎曲激烈運動、深蹲或承重性活動會導致疼痛。膝蓋可能腫脹喀啦作響。通常由於股四頭肌力量不夠或動力鍊偏移不平衡、肌腱延展度變差太緊，導致髕骨在股骨上摩擦移動造成發炎疼痛。依位置分別稱為髕骨上肌腱炎、西拉喬氏症（Sinding-Larsen-Johansson，右圖①與③之間）、歐許氏症（Osgood-Schlatter disease，右圖③）。

髕骨前滑囊炎者膝蓋會有明顯壓痛點、紅腫脹痛，彎曲特別是跪姿時會更痛。若發炎沒有治療可能變成慢性滑囊炎。因過度摩擦、創傷造成滑囊內積水或出血，導致作為膝關節活動緩衝與潤滑的滑囊腫脹與發炎。

著骨點病變患者膝蓋煞車或加速時，髕股骨肌腱連接小腿脛骨前突的著骨點，因韌帶反覆拉扯導致腫脹發炎。脛骨前突會有明顯疼痛和壓痛感。

動力鍊分析可找出易受傷區段，從足踝往上評估整體運動中壓力最大的硬轉折點集中在何處，可用肌貼轉移壓力點，或評估是否要使用矯正鞋墊或輔具調整。並進行肌力訓練、平衡訓練以改善疼痛。

此類疼痛發生主要是大腿肌肉力量不平均或不夠，加上急加減速時膝蓋受到過度扭轉。除改變運動型態外，檢視調整動力鍊才是根本解決方法。接受完整復健治療，大多數髕股骨疼痛症患者可在數週至

1個月內大幅改善，4到6個月可完全恢復，手術者復原期約為3個月。

髕骨滑囊炎以PRICE原則處理與使用止痛藥反應良好，約1至2週內即可回復原先活動與運動；若併發滑液囊感染復原期可達兩個月，手術治療復原期約4到6週。著骨點病變患者休息2至3週後，接受復健治療、調整動力鍊可避免復發。

膕窩囊腫

膕窩囊腫又稱貝克氏囊腫，常見於膝蓋受過傷的運動員，以籃球、排球、田徑、足球等運動員為常見，在膝蓋後側膕窩產生腫瘤狀硬塊，壓迫附近神經血管造成疼痛腫脹。此症是因為膝關節損傷發炎、內側腿後肌肌腱炎和膝蓋內側半月板撕裂傷等，造成關節內滑液膜分泌過量滑液。液體流入滑囊，造成滑膜囊變大形成囊腫，一般稱為關節積水，在膝蓋外上側最常見。通常生長緩慢，初期沒有明顯症狀，小囊腫可能只有輕微膝部不適，隨著變大後會有行走無力、關節彎曲受限、運動時膝蓋痠軟無力、脹痛感。有時會自行破裂，疼痛腫脹症狀和靜脈炎很類似。

此症須與腿部的深部靜脈栓塞或血管硬化（透過靜脈攝影或都普勒超音波可診斷）、發炎性關節炎、內側腓腸肌或膕肌肌肉拉傷、表淺靜脈炎、運動後腔室症候群或軟組織腫瘤（透過超音波或核磁共振可診斷）加以區別。若半月軟骨破裂或關節退化引起的關節液增生囊腫，建議先施以增生修復治療注射或辦關節鏡手術將半月軟骨修復避免繼續刺激產生滑液。若反覆發生，可考慮接受滑膜切除術減少分泌。

內脛壓力症

內脛壓力症是常見的小腿前側或內側疼痛症之一，常見於長跑、排球、籃球、網球、羽球、跆拳道等長時間跑步或跳躍的運動。

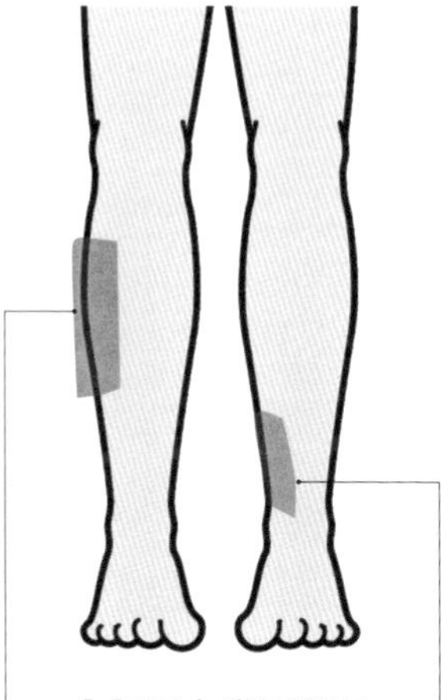

內脛壓力症好發區

造成的原因有以下幾種：

新鞋支持度不夠。當更換新的跑步或運動鞋沒有足夠的吸震力時，會造成足部的衝擊力部分由小腿吸收而造成組織損傷發炎。

路面狀況不佳。長時間在不同種類路面跑步或行走（如從水泥地換到柏油、碎石路面），導致小腿承受不同程度的衝擊導致。

訓練強度不均。沒有逐漸增加，而突然提高跑步鍛鍊的強度與頻率導致。這些都會造成小腿骨的皮膚、皮膚骨骼周圍、連結肌肉組織反覆微小創傷。累積這些微小創傷長期會造成：

小腿肌肉過度使用，有許多微小撕裂傷造成發炎，肌肉因充血、積液膨脹更大，導致連接小腿骨上的皮膚遭到拉扯引發更多發炎區和疼痛。

皮膚表面受拉扯後發炎，和附近正常皮膚張力不同，在反覆多次拉扯下發生更多發炎（如衛生紙沾濕處最容易破掉）。

小腿骨因受反覆衝擊而有發炎、骨週炎、骨髓水腫等現象，造成其上附著的組織和皮膚不穩定容易拉扯，產生小腿內側與前側的疼痛。

剛開始感覺就像剛做鍛鍊的悶痛或酸痛，若沒有即時處理，疼痛會變尖銳但停下運動就減緩。嚴重時，疼痛在休息後仍會持續數小時到數天無法完全緩解。小腿可摸到明顯紅腫疼痛。

此症的另一個特色是「平常沒練沒症狀，運動時才會痛」，常和小腿骨的壓力性骨折、小腿脛前肌的扭傷和小腿內側的隱神經壓迫混淆。需要細心的運動醫學醫師比對X光片、肌電圖、軟組織超音波來確定診斷。

此症的治療首重調整運動型態和休息。可調整成低衝擊性運動如改成游泳或騎自行車、改在較柔軟地面運動如草地或一般土地而非水泥路面、跑平地而非上下山、減少跑步速度與距離等。

避免復發或症狀加重則需注意以下幾點：

1. 恢復正確運動姿態（以前足先著地以加強足部抓力、吸震跑姿、減少小腿內轉等）。
2. 使用適當輔具（如使用足弓墊、足夠的足底墊和鞋子以吸收震動）。
3. 使用正確的動力鍊運動（如使用前三分之一足部和脛前肌跑步）。
4. 運動後疼痛處冰涼敷（10至20分鐘，每天3次或更多次）。

5.可做左列的小腿減壓運動。

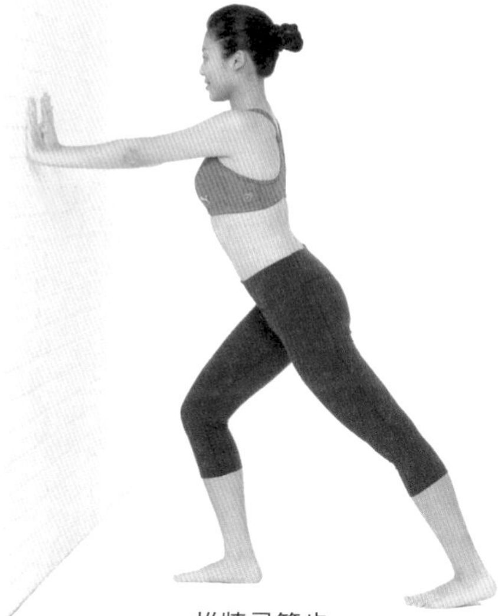

推牆弓箭步

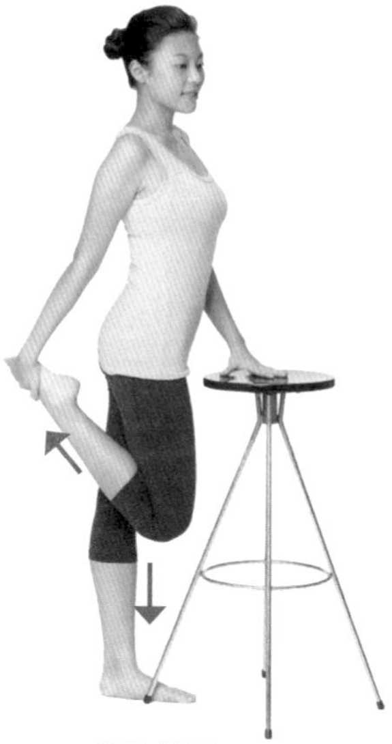

曲膝拉足

網球腳

網球腳是指腓腸肌的肌肉肌腱的受到急性損傷。這損傷最常發生在膝蓋伸直時，足部急速往下踩踏或以腳尖著地造成，造成小腿肌肉的急性收縮或拉扯而撕裂傷，此症也常見於跳水、游泳、田徑、羽球、

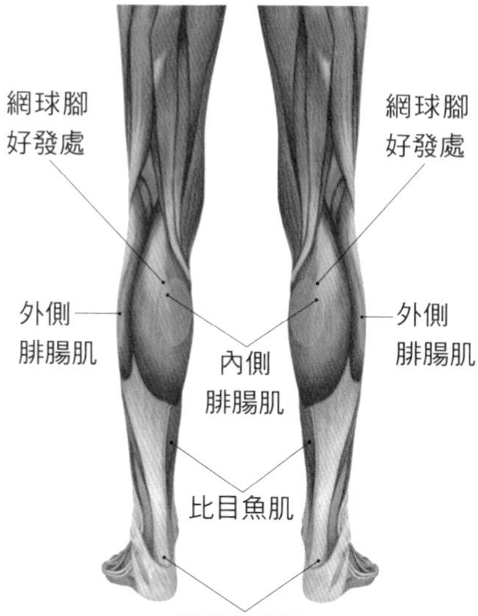

籃球、劍道等會有急性彈跳或加速的運動。最常見就是小腿後的腓腸肌和肌腱，由於它主要功能就是腳踝蹠屈（往上翹）並提供後膝關節的穩定度，因此在急性拉扯後此處最容易受傷。

網球腳的疼痛往往相當嚴重，受傷時通常會聽到啪一聲。然後感覺就像一把刀突然插在小腿內側。患者可從內側大腿到腳踝有明顯腫脹、瘀青和血腫。如果腫脹不是太嚴重，醫師可在內側小腿摸到明顯的

肌肉拉傷的分級

	疼痛與壓痛	無力	凹陷	失去功能
第一級	V			
第二級	V	V	V	
第三級	V	V	V	V

凹陷及明顯的不對稱。並且在足背往上下翹（腳踝蹠屈，如踩油門又放鬆）會感覺明顯疼痛無力。

有時則會在其下的肌腱有撕裂傷，此時淤青可能不明顯，但受傷後仍會出現疼痛、無力和局部凹陷。超音波檢查可發現肌肉層中有明顯的低回音區，且當中有肌肉纖維在晃動如鐘擺樣子。

此症在受傷史詢問與檢查後通常很快可診斷，一般急性治療就用PRICE原則，保護並抬高患處、使用彈性壓力繃帶包覆、使用冰涼敷減少疼痛腫脹、抗炎藥物塗抹或服用、在患處注射增生修復藥物等。若患處腫脹明顯，則需檢查是否有過多的血腫或積液，需要儘快抽吸以減少局部發炎物質堆積影響修復與增加纖維化可能。

然而後續治療才是重點：首先要注意受

傷特性。輕微撕裂傷症狀會很類似肌肉酸痛，因為都有局部壓痛感。若酸痛長時間沒好且僅限於少數特定點（通常是動力鍊上的硬轉折點）就需注意是否為第一級撕裂傷，因運動後酸痛通常是廣泛性整條肌肉都有且持續不超過24小時。另外也需注意是否為深層靜脈阻塞，在少喝水又長期不動（如搭長途飛機經濟艙去比賽的女性選手）的狀況下也容易發生。

第二，受傷恢復時在局部會有纖維化變硬，第二級以上撕裂傷會有凹陷，而硬塊與凹陷會產生新的硬轉折點、和附近組織摩擦度增高，導致此處收縮時動力鍊協調受影響。因此造成運動效率降低，如熱身較久、牽拉時僵硬感更明顯且不易去除、運動有滯澀感等。使用網球自我按摩後反向牽拉運動可減少此類狀況。

踝足部運動傷害

踝扭傷

踝扭傷是各類運動最常見運動傷害之一，韌帶負責踝關節骨頭間的連接，當施以過多牽拉力則容易造成受傷。這種情況最常發生在腳踝內轉或外翻時。通常是腳著地時地面不平整、姿勢不對或額外力量施加到關節產生不自然扭轉所致，常傷及韌帶和腳踝肌腱影響各類行走運動甚至下床等簡單動作。

當腳踝扭傷時可能發生肌腱損傷、肌肉拉傷、或骨折而產生發炎。血管變得「易漏」，讓體液或血液滲漏到包圍關節的軟組織當中。負責炎症的白血球移動到此區、血流量增加於是產生：

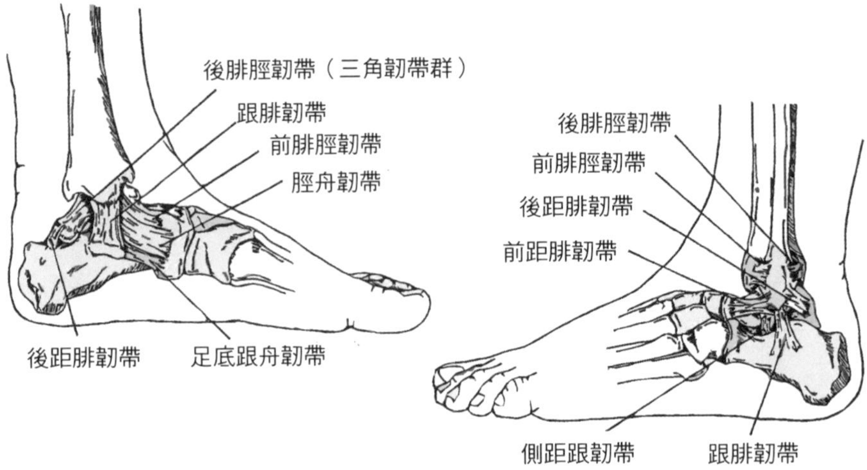

足踝內外側韌帶

組織液增加產生腫脹：有時腫脹很嚴重按壓後會有手指壓痕。

疼痛區神經較敏感：可能有疼痛和咻咻跳動感。按壓或步行、站立活動腳踝時會更痛且無法負重。

血流增加帶來更多發炎物質，導致發紅和發熱。

多數患者為跑步、跳躍運動著地時及上下樓梯不小心扭傷，籃球、網球、排球、羽球這類需側向跑動運動也常發生扭傷，運動中腳踝被其他人踩踏或踏到他人也會。第二次踝扭傷最常見原因，是先前扭傷未完全痊癒、未恢復正常運動模式前又扭傷。隨急性腳踝扭傷，外側韌帶慢性鬆弛會引起腳踝不穩定和反複受傷。約八成病患為內翻性扭傷（外側的距腓韌帶、後脛韌帶），其次是外翻性扭傷（踝內側三角韌帶），再來是前側高位的脛腓韌帶。約百分之二十的扭傷會合併其他傷害，如距骨頂或第五腳掌骨骨折、肌腱斷裂或脫位、腓神經拉傷、跟骨或距骨撕裂性骨折等。

不同時期治療有不同處理原則：

急性受傷期：一旦懷疑韌帶損傷，應馬上以PRICE原則處理。並固定腳踝馬上就醫，冰涼敷和非類固醇類消炎劑塗抹服用可幫助減少急性發炎。

前期：抗炎止痛藥物，並使用枴杖支撐至腫脹疼痛消失。若懷疑斷裂，可接受肌力強化運動、增生修復注射治療或手術修補。

中期：在不痛範圍下做活動度訓練、肌肉強度與平衡訓練。

後期：肌力訓練、速度訓練，此時不應會疼痛。可做單腳跳，交叉跳或三級跳等。

大部分病患可在2~12週內重新開始原運動，嚴重須手術者可能需8~12個月復原。若韌帶損傷不治療，可能長期影響行走時正確姿勢與動力鍊，造成膝關節、髖關節與腰部連帶受影響，導致疼痛與不穩定，及膝蓋軟骨退化磨損導致骨性關節炎。

前足痛：拇趾滑囊炎、莫頓氏趾、莫頓氏神經瘤、蹠痛症、趾間肌肌痛症

拇趾滑囊炎（Bunion）指大腳趾關節不正常外翻突起，關節突起處因摩擦造成滑液囊及軟組織的發炎及紅腫脹痛。此症最常見於扁平足選手，因足弓弧度不夠大造成大腳趾關節代償性外翻。長期站立、

穿高跟尖頭鞋過度摩擦擠壓、或穿楦頭太窄的鞋子緊束過久都會造成第一腳趾關節摩擦。常見於跑步、田徑、籃排球等長期使用腳跑步的選手。治療方式包括穿平底鞋、避免過度久站及穿著尖頭高跟鞋，要注意鞋子楦頭寬度、選擇適當的鞋子，發炎處可使用非類固醇類消炎藥物塗貼可使用輔具如無頂鞋、矽膠趾部保護墊、或量腳特製的全接觸型鞋墊等。

莫頓氏趾包括大腳趾稍短造成第二趾看來較長、第一腳趾關節鬆動、及第二、三趾腳底有角質增厚等。這個合併扁平足容易造成足部運動時動力鍊從原本大腳趾偏移到第二趾，而造成足部旋轉軸心改變、小腿大腿旋轉角度增加、膝蓋內外側韌帶、臀部穩定肌與腰椎受衝擊力增加造成耗能增加容易累積微小性創傷。

莫頓神經瘤是前腳掌最常見的疼痛症。特點是前腳掌底的觸痛和燒灼痛，及兩腳趾間的疼痛與感覺異常。這類疼痛是由趾間神經周圍纖維化所引起。第三、四腳趾間神經最常受到影響，第二第三趾間也常見。患者常抱怨走路運動時覺得腳底踩到顆石頭。莫頓神經瘤常和長時間站立或行走有關、不合腳鞋子或鞋墊接觸不良會加重症狀，常和太緊窄趾鞋有關。或腳掌骨有壓力性骨折後癒合的骨痂附近也容易有纖維化壓迫趾間神經。從腳底往上按壓，或者用手掌擠壓腳掌會引發疼痛。

此症常因疼痛引起走路步態改變，同時引發滑囊炎與肌腱炎需一併處理。影響動力鍊而造成膝髖腰疼痛，可經由治療神經瘤並調整正確姿勢、使用足部輔具保護以防復發。

蹠痛症也是常見的前足疼痛，是蹠骨頭關節與附近韌帶因為長期磨損發炎造成疼痛。長跑、田徑、跆拳等選手容易有此症。特點是病患常感覺好像前足底好像踩到石頭或有異物。最常見在第二和第三蹠骨。通常加壓或長途跑步會造成疼痛產生，並且在足底可看到角質增厚（如胼胝），而此類病患會將重心移至第一腳趾底而造成左右搖擺輕重踏步的姿態（稱避痛步態）而影響運動的動力鍊。經常和莫頓神經瘤、種子骨發炎或壓力性骨折混淆需注意。

急性疼痛時可用冰涼敷或熱敷配合消炎藥膏塗抹，可使用中蹠墊矯正、避免太硬的鞋底墊、減少跑步運動量以及在不平路面上跑步運動、避免按摩推拿。

趾間肌肌痛症為趾間肌因長期抓握緊繃、壓力性骨折骨痂形成影響收縮順暢度、不當的牽拉伸展、扭傷等原因引起。扁平足或大腳趾內翻者因需維持足弓高度和足部穩定性，腳掌內的趾間肌通常會過度用力緊繃，造成行走跑步運動衝擊力累積於此發生肌痛症。

中足痛：足蹠跗關節骨折、骰骨症候群、附舟骨疼痛症、脛後肌腱炎

蹠跗關節是中足部的關節，由五個跗關節所組成。蹠跗韌帶是橫向連接中足各蹠骨的獨立韌帶，是足部第一線軸和第二線軸間的唯一支持。

中足疼痛經常是「墊腳尖時用力著地」或「前腳掌被卡住時從車上跌下」所引發，有時踝扭傷也會合併此類中足扭傷。例如籃排球、跳舞、跳高、跨欄、跆拳、

自行車、馬術等。

蹠跗韌帶與關節損傷經常被誤診或不當處理，因為若同時有踝扭傷，疼痛訊號過大通常會遮蓋掉中足痛，而且踝關節腫痛無法走路也會讓中足扭傷症狀被忽略。臨床上可用上一節提到的抓握與按壓法檢查中足腳掌第一線軸與第二線軸間有無鬆動壓痛點，並且足部正側面X光可幫助判讀有無空隙增加（表示韌帶撕裂鬆動）或骨折等現象。

骰骨症候群：腳掌外側中間的骰骨因受傷導致半脫位，連帶引起附近骨膜、韌帶等軟組織發炎而引起極度疼痛。芭蕾、跳舞、排球、跳高、跑步等運動常見到此症。通常是由於輕微腳掌的內轉扭傷、腳掌外中部剛好用力踩踏到硬突起或輕微的足部外傷導致。穩定中足的韌帶若因為扭傷受損，也將導致整組腳掌骨鬆弛穩定度降低。

骰骨半脫位的患者，扭傷初期只有外側腳掌中部的疼痛淤青，此外並無其他明顯症狀，因此常被當作單純外踝扭傷。然而之後「恢復」時，某天在不平場地運動（如跑步）踩到突起物會突然劇痛，沒壓到就又相安無事，隨著骰骨附近韌帶鬆脫，外側中足疼痛越來越明顯，有時也會被誤認為壓力性骨折或足底筋膜炎而接受錯誤治療。此症的特點就是在外側腳掌中段，檢查者用大拇指用力往上掀按感到相同的疼痛。此類病患行走時由於擔心突發的疼痛，因此受傷腳都不敢用力踩踏，而形成墊腳尖、搖擺的避痛步態。這種偏移的重心與動力鍊，久了將導致更多部位如膝、髖、臀、腰甚至背部頸部的疼痛甚至關節炎。

副舟骨疼痛症與脛後肌腱炎：先前是反覆轉動腳掌、跳躍、跑步如籃排球、網球羽球、跆拳等運動容易發生，近年由於越

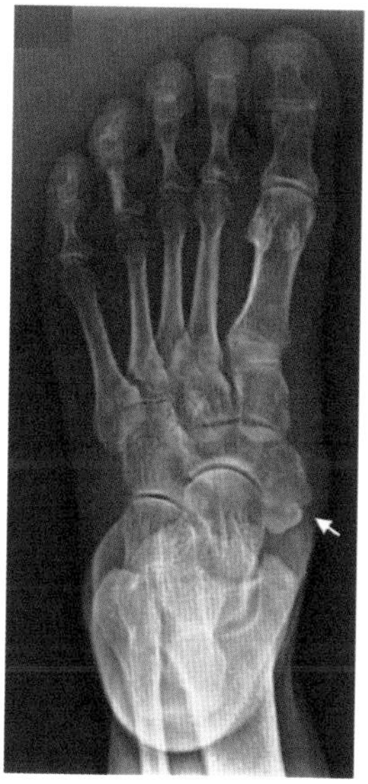

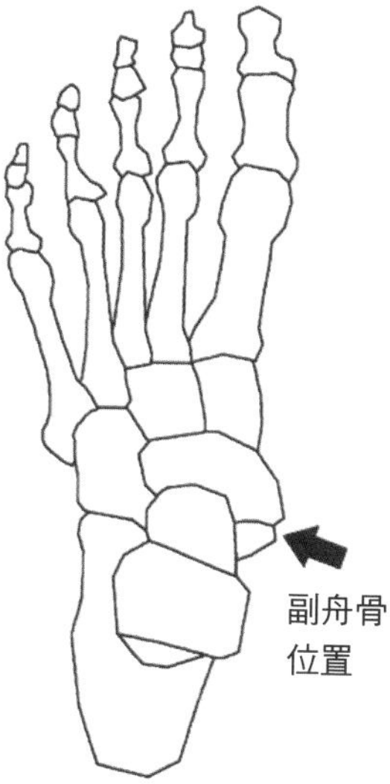

來越多人熱衷體適能與運動器材的高衝擊性有氧運動，造成足弓內側的附舟骨與脛後肌摩擦發炎機會增加。檢查可發現在腳掌內側中部有明顯壓痛點，跳躍跑步時會加重症狀，扁平足患者症狀會更早發生且更嚴重。有時會合併附近的脛後肌腱炎與脛後肌肌痛症（小腿內側下三分之一有激痛點）。

前踝痛與後踝痛

夾擊症是因骨關節或軟組織異常，造成踝關節活動度受限。踝關節附近的滑膜或韌帶因受傷、感染、退化等原因造成反覆發炎刺激而增厚，會造成踝關節活動時夾擊，扭傷、撞擊、創傷等也會造成腳掌骨的水腫、骨膜受傷發炎而產生夾擊。經常發生在踝關節前面或後面，所以稱為前

夾擊與後夾擊。常發生於足球、舉重、跆拳、籃球、體操等會快速彎曲踝部的運動。

前跗管症是深腓神經通過踝關節前被淺層筋膜壓迫產生，常見原因如直接受傷或壓迫、或者急速大力的腳背下彎（像踩油門姿勢、如墊腳尖蹲下或彎腰）。後跗管症是後脛神經受到壓迫（如骨折、脫臼、壓砸傷後軟組織腫脹）所致。

此症的治療首重正確運動姿勢與動力鍊使用。反覆過度彎曲或伸直踝部容易造成附近軟組織發炎增厚造成夾擊，急性期宜遵照PRICE原則處理，對於反覆發炎可使用非類固醇消炎藥塗抹或服用、使用低能量雷射或電刺激幫助修復。嚴重者可考慮輕量類固醇注射配合軟組織增生修復注射高濃葡萄糖或玻尿酸等。

足底筋膜炎／跟腱（阿基里斯）肌腱炎或撕裂／後跟滑囊炎

後足常見疾患以足底筋膜炎最普遍，是足底筋膜過度拉扯或和跟骨摩擦發炎所造成的足後跟內側疼痛。足底筋膜炎的特徵是「早起痛苦的第一步」，在早上剛下床踏出第一步最痛，適度活動、行走或休息後便好轉，站久走久後疼痛又出現。過度使用（如長期站立、穿硬跟鞋）或不當使用（如經常赤足負重、受傷等）所引起，常見於跑步、舉重、體操、跆拳、劍道等運動。

脂肪墊症候群症狀類似足底筋膜炎，特點是「整天每步都會痛」。足跟脂肪墊因為受傷（如重擊）、不當治療（錯誤針刺推拿刮痧按摩）造成脂肪墊完整度遭破壞而萎縮，緩衝效果減少造成跟骨摩擦附近的足底筋膜而發炎。若未經正確診斷治療，久了可能出現跟骨骨刺等退化性變化。

踝管症候群除足底痛外還有足底內外側的麻刺痛，是脛神經經過足底踝管隧道時，由於受傷後組織腫脹發生夾擊所致。

後跟跟腱炎是壓力引發的疲勞性損傷，常見於跑步與跳躍運動（如籃球、排球、桌球、田徑），也好發於中年人，與肌腱退化性纖維化使延展度、硬度變差有關，穿著不當鞋具、突然改變運動或鍛鍊方式、缺乏熱身也可能惡化跟腱問題。主要症狀為活動時後跟疼痛、局部有明顯壓痛點，休息可緩解，穿硬跟鞋子會更痛，通常早上最明顯，而糖尿病患者很容易有此併發症。反覆發炎未完全修復下又強行運動牽拉可能造成跟腱斷裂。

由於衝擊多半為附近滑囊吸收，因此也常合併跟後滑囊炎。滑囊炎患者除了有前面症狀外，腳跟常會發現紅腫脹痛和軟狀突起，穿硬跟鞋會痛。

足底筋膜炎的診斷，有賴病史詢問與身體理學檢查，X光可檢查有無骨刺或骨折，軟組織超音波與神經傳導檢查有助排除踝管症候群、脂肪墊症候群等其他疾病。急性發作期可用PRICE原則處理，之後採用超音波、經皮電刺激、低能量雷射、震波與交替式水療（每30～60秒交替熱冷水浸泡，連續3～5分鐘，1天進行3次）。可用非類固醇類抗炎劑塗抹或服用。對久未痊癒患者可局部注射微量類固醇，脂肪墊萎縮者可用軟組織增生治療撐起足底塌陷空間，對踝管症候群患者可使用神經增生療法，或軟組織剝離法將受壓迫神經和周圍沾黏組織解套。

發炎時最好不要按摩推拿刮痧，以免足底脂肪墊受損或造成脛神經夾擊。若腳跟疼痛長時間沒改善，須考慮跟骨缺血性壞死。平時盡量穿平底鞋，少穿高跟鞋，避免久站、赤腳走路。使用足底或中足矽膠護墊以增加足弓支撐力與緩衝，練習足底穩定肌群的強化運動。

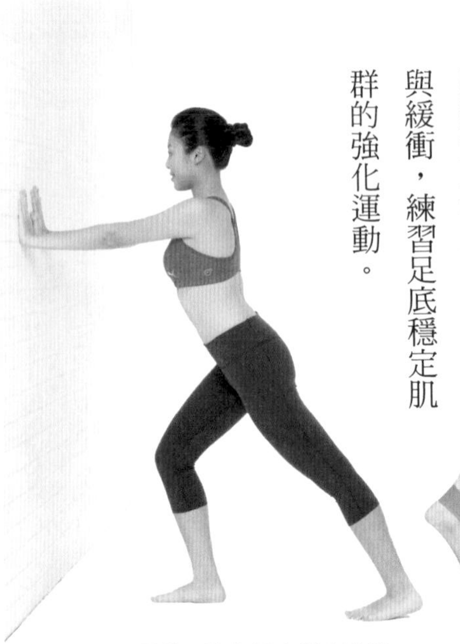

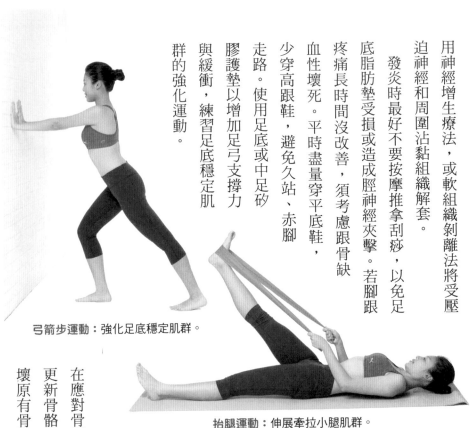

弓箭步運動：強化足底穩定肌群。

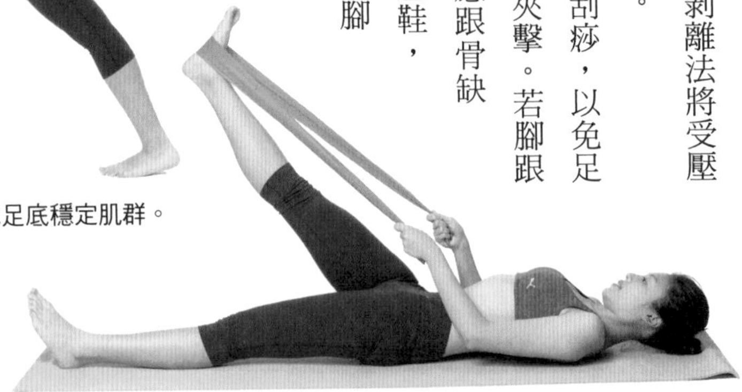

抬腿運動：伸展牽拉小腿肌群。

後跟跟腱炎治療首重避免繼續傷害與恢復延展性。老化退化的跟腱硬度高、容易因反覆摩擦而再次發炎，治療時要著重恢復肌腱延展性，正確的牽拉伸展。急性期可使用PRICE原則處理，其他復健儀器與運動治療與足底筋膜炎的治療相似。

壓力性骨折

應力性骨折被認為是骨頭累積過度傷害。

人體骨頭有個動態平衡，在應對骨頭的壓力負荷，有成骨細胞不斷更新骨骼進行自我修復，也有破骨細胞破壞原有骨質。當骨長期承受壓力產生微小骨折，破骨細胞受刺激吸收骨，受傷部位則越來越弱。當累積一段時間後，沒有足夠成骨細胞修補受傷部位，這些累積的微小骨折連接在一起就會形成骨骼的壓力斷裂。可能局部只有腫脹疼痛，及患處的明顯壓痛。

可能原因有：

骨質生長不足：如骨質疏鬆，糖尿病與持續慢性發炎會使骨質流失更嚴重。

骨折後太快動又做太多：發現壓力性骨折沒有足夠休息又重新開始訓練經常是癒合不良的原因。

動力鍊不良：如腳底水泡、胼胝、滑囊炎、肌腱炎會使原來踩踏方式改變，造成足底某些部位壓力過大。

地面改變或不平：如網球場地從草地換紅土，訓練地板從木質改為水泥地、從跑步機換成平地跑步等都會讓腳掌骨額外承受過多壓力。

吸震力不足：如有扁平足、高弓足或穿著薄鞋子或不適當不合腳的輔具，腳掌承受額外的震動力。

應力性骨折通常發生在腳掌骨（蹠骨）、小腿骨（脛骨、腓骨）、大腿骨（股骨、股骨頸）、骨盆（恥骨支、骶骨）、和腰椎（椎弓峽部）等。

X光檢查有時正常，超音波可見受傷處可能有血流增加。

以筆者經驗，腳部運動後有慢性局部壓痛，通常休息就會改善，不管有無腫脹淤青都該考慮壓力性骨折。雖然通常發生在第一或第五腳掌骨，但有時第二三腳掌骨也會，由腳底往腳背按壓或手抓腳擠壓有異常疼痛也需注意。之後形成的骨痂，可能會影響趾間肌收縮的協調度，造成足部抓力不穩，造成足部運動軸心與動力鍊改變，而影響到踝、膝、髖、臀、腰，因此同一條動力鍊上產生的疼痛與功能異常，都必須追溯檢查到最遠端的足部。

此症的急性期治療還是遵循PRICE原則，另外可使用非類固醇抗炎藥塗抹或服用，高劑量維他命D和副甲狀腺素也都有助骨折修復。癒合不良者可使用震波促進修復，或使用增生治療注射高濃葡萄糖協助促進修復。

挑選合適的鞋子有以下幾項重點

1. 不要單靠鞋內標示尺寸選鞋。鞋子尺寸會因品牌種類不同而異，應選擇穿上就覺得舒服的鞋子。
2. 選擇和腳型適合的鞋子。是鞋子要適合你，而非「削足適履」。
3. 兩腳都要試穿。多數人都是一腳比另一腳大，用較大那一腳去試。
4. 在下午或晚上腳最大的時候去試鞋。
5. 要記得經常量腳的大小。腳的尺寸會隨年齡改變。
6. 試穿鞋時要站著並試走，要確定大腳趾到鞋頂有1至2公分寬的空間。
7. 不要買穿來太緊的鞋子，而期望穿久過後會變大。
8. 不要穿跟高過5公分以上的鞋當工作鞋，避免穿高跟鞋超過1到2小時。因為高跟鞋會使前腳壓力過大容易產生拇趾滑囊炎或蹠痛。

第三部

特殊族群的運動處方

第一章

糖尿病患者

糖尿病是空腹時血糖濃度升高的代謝性疾病，主因是胰島素分泌減少或身體無法利用胰島素。持續的高血糖使患者有罹患微血管、大血管病變及神經系統病變的風險（包括末梢神經和自主神經）。

大多數第一型糖尿病是分泌胰島素的β細胞被自身免疫破壞所致，主要特徵是完全缺乏胰島素和酮酸中毒。第二型糖尿病是身體對胰島素阻抗及胰島素分泌缺陷，和身體脂肪過多有關，基本特徵是脂肪堆積在軀幹過多。相較於第一型糖尿病，第二型糖尿病常與血中胰島素升高有關。

糖尿病管理的基本目標是透過飲食、運動來控制血糖，很多病例也會使用藥物，如胰島素注射或口服降血糖藥物。開始運動前，應該進行綜合醫學檢查與評估，特別是心血管、神經系統、腎臟與眼睛，以確定是否有相關糖尿病併發症。

需要銘記在心的運動原則有以下6項。

1. 視給藥種類和時間後決定運動時機。
2. 相同時間的規律運動最重要。
3. 運動重點：節奏、持續、大肌群（大肌群有氧運動包括跑步、游泳、自行車、有氧舞蹈等項目）。
4. 運動時的強度降低是未來趨勢。
5. 運動的肢體不要打胰島素，改打腹部胰島素可減少運動誘發低血糖風險。

6.運動要結伴，要在醫師指導下運動。

第一型和第二型糖尿病病患運動受益的重點不同。第一型糖尿病患運動的主要目標是促進心血管健康與體適能，而第二型糖尿病患運動的主要目標是健康地控制體重和改善高血糖。第二型糖尿病患規律運動的好處包括：改善葡萄糖耐受性、提高胰島素敏感性、降低糖化血紅素、減少胰島素的需要量。

運動時要先考慮患者是否「注射胰島素」或「口服降血糖藥」。胰島素作用峰值時不建議運動，因為可能發生低血糖，短效、速效、中效長效後面的作用峰值時間點不同，睡前也不建議運動（因可能發生運動後延遲性低血糖）。所以打胰島素患者，晚上飯後運動要注意上列重點。關於口服降血糖藥時的運動強度研究目前仍不多。我建議在新陳代謝科醫師調劑時，先畫運動時間表來看哪些時間點需要注意。如果須傍晚運動，要增加醣類攝取以降低夜間低血糖風險。相同時間規律運動也可以減少。

此外剛開始和訂定運動計畫時，運動前後都要進行謹慎的血糖監測，美國運動醫學會（ACSM）最新版FITT運動處方（幫助病患與運動員設計個人化的運動計畫）建議的強度，已從儲備攝氧量的50至80%改成目前的40至60%。FITT代表的是Frequency（頻率）、Intensity（強度）、Type（類型）、Time（時間）。下頁表格是建議範例。

在運動的選擇上，節奏不那麼強烈、持續性、活動大肌群的運動是適當的選擇，每週3～7天，阻抗力訓練則每週2～3天，兩次間隔要大於48小時，盡量減少憋氣和持續抓握的動作。運動強度是40～60％儲備攝氧量，持續時間每次至少10分鐘，每週總計150分鐘以上。300分鐘以上當然更好。如果減重為目標，就是大量的中強度運動，每週超過二千大卡，若想提高心血管適能則要逐漸增加激烈運動強度。

高血糖患者要另外注意一個點：脫水。它可能影響體溫調節，而且運動後的疲勞無力口渴和高血糖症狀重複度高，容易混淆，必須注意。

週	運動類型	頻率	強度	時間
1	快走	三次（每週一三五）	低（儲備心率40%）	20分鐘 PM5:30-5:50
2	快走	三次（每週一三五）	中度（儲備心率50%）	20分 PM5:30-5:50
3	快走	三次（每週一三五）	中度（儲備心率60%）	30分 PM5:30-6:00
4	快走	三次（每週一三五）	中度（儲備心率60%）	30分 PM5:30-6:00

＊儲備心率計算方式：儲備心率＝最大心率－安靜心率

＊最大心率：220－年齡

＊安靜心率：清醒、不活動的安靜狀態下，每分鐘心跳的次數。

第二章 高血壓患者

血壓的高低依照性別、年齡、身高、體型大小有各自標準，而最常用成人高血壓的定義是收縮壓大於等於140 mmHg和舒張壓大於等於90 mmHg、現狀有服用降血壓藥、被醫師至少兩次告知血壓升高者。高血壓容易導致心血管疾病、中風、心臟衰竭、周邊動脈疾病和慢性腎臟病。收縮壓每增加20 mmHg或舒張壓每增加10 mmHg，心血管疾病風險就加倍。正常健康者運動時收縮壓會隨著運動量增加而逐漸增加，然而舒張壓可能輕微改變甚至輕微降低。

運動誘發型高血壓，是指在運動測試中等強度時，就出現血壓異常變高（男性大於210 mmHg，女性大於190 mmHg），目前已證實是心血管疾病與致死的獨立危險因子。

休息時血壓測步驟依序為：

1. 受測者應靜坐在有靠背椅子（而非在檢查桌）至少5分鐘，雙腳著地，雙臂支撐與心臟齊高，量測前30分鐘內不要抽菸或喝咖啡。
2. 在特殊情況下（如眩暈、昏迷等）可測量仰臥和站立時的血壓。
3. 壓脈帶要與心臟齊高，並且覆蓋住肱動脈。

4. 為量測準確，建議使用夠寬（包裹80％上臂）的壓脈帶。
5. 聽診器放在肘前窩、肱動脈上方。
6. 快速充氣使壓脈帶第一聲高20mmHg。
7. 平均每秒2～5mmHg的速度緩慢減壓。
8. 聽到第一聲為收縮壓，聲音消失時為舒張壓。
9. 至少量測兩次（中間最少必須間隔1分鐘）。

高血壓分類（資料來源：臺灣高血壓學會）

血壓分類	收縮壓（mmHg）	舒張壓（mmHg）
正常	小於120	小於80
高血壓前期	120-139	80-90
高血壓第一期	140-159	90-99
高血壓第二期	160-179	100-109
高血壓第三期	大於180	大於110

10. 應口頭或書面告知病患血壓值與控制目標。

標準型遞增運動負荷測試（standard graded exercise test, GXT），簡稱運動測試，用來評估人體對運動中逐漸增加強度的承受力，例如場地測試、電動跑步機、登階測試、腳踏車、手搖車等，測試中為即時監控心肌缺血、心肌電傳導穩定度及其他費力的症狀，需要監測心電圖（ECG）、血流動力學改變和症狀反應、氣體交換和換氣反應等。此類測試常用於慢性心衰竭患者、手術前確定風險、是否可重返工作、心肌梗塞後患者、肺部疾病患者、以及測試運動員有無運動風險、可挑戰之最大運動強度等。運動測試可用於診斷、預後及治療疾病，特別是用於開立運動處方。

運動處方就是幫助上列病患與運動員設計個人化的運動計畫，運動測試前可根據高血壓患者的血壓、心血管病危險因子、目標器官損傷情況或臨床（參閱上表：高血壓分類），可將患者分三個分級（A、B或C）。根據所在危險分層運動測試的建議不同：

1.進行運動測試前應先接受評估。評估依運動測試強度和臨床狀態而不同。
2.將進行激烈強度運動的患者（即攝氧量大於等於60％）應在醫師監督下做限制性運動測試。
3.分級為無症狀的A和B類患者（血壓小於180／110mmHg）想參加低強度或非常低強度（即小於40％）到中等強度（即攝氧量40％～60％）運動時只需做常規醫療評估，不需運動測試。
4.分級C類患者參加中等強度運動前應接受運動測試，但低強度或非常低強度活動時不需要。
5.大部分高血壓患者可進行中強度的有氧訓練。
6.運動誘發型高血壓是運動測試禁忌症。
7.運動測試中若收縮壓大於250mmHg或舒張壓小於115mmHg要終止測試。

高血壓仍是運動選手最常見的心血管問題，診斷、處理、非藥物治療方法在運動員和一般人相同。應評估完並服用高血壓藥物之後才能開始運動訓練，用藥需注意需遵照國際禁藥組織（WADA）的規範。

減重仍是肥胖相關高血壓的最主要療法，在兒童與青少年期的飲食調整對前高血壓與高血壓很有益處。

年輕運動員不要過度診斷高血壓，應該

使用正確的壓脈帶（如上所說）在三天三個不同時間點量測，且要依照年齡、性別與身高區分。

使用抗炎藥物、同化性增補劑、喝酒、睡眠呼吸中止症都有可能是高血壓原因。

若休息時收縮壓大於200 mmHg和（或）舒張壓大於110 mmHg，則不能運動。要控制運動中血壓為收縮壓小於220mmHg和（或）舒張壓小於105 mmHg 範圍內。

有氧運動會產生即刻降血壓效果，稱為運動後低血壓。在突然減重或增強運動強度的選手應預先告知此效應。在阻抗力訓練中應該避免憋氣。

運動計畫的相對風險（女性>55歲，男性>45歲）

中等風險

希望開始劇烈運動者有兩個或更多的心臟危險因子

有發病家族史的患者並有兩個附加的危險因子

冠狀動脈疾病或穩定心臟病沒有最近問題的既往病史

胸部疼痛或其他症狀非典型心絞痛

高風險

已知有冠心病

結構性心臟疾病

多個失控或控制不佳的心臟危險因子

胸痛或不穩定等症狀

心絞痛

近期有心臟疾病

第三章 肺部疾病患者

肺部疾病如慢性阻塞性肺病（慢性支氣管炎、肺氣腫、氣喘等）會導致呼吸困難或呼吸費力短促，造成活動受限和體能不良。結果會使肺病患者在較少用力下就感到呼吸困難，這類惡性循環會導致嚴重身體功能受損和失能。運動證明可有效防止功能損害和失能，主要可改善肌肉骨骼和心血管系統適應度，以減少運動時肺部的壓力。

輕度的慢性阻塞性肺病和控制良好的氣喘病患，可按照先前建議的一般運動測試和運動處方（FIIT原則）進行運動。氣喘病患，特別是運動誘發型氣喘（exercise-inducedasthma, EIA），應特別注意避免環境誘發因素，如寒冷、乾燥、粉塵、和吸入性的污染物質。肺病急性期應限制運動至症狀緩解。

肺病及其治療不僅會影響肺也會影響骨骼肌，因此阻抗力訓練應該納入。而增加上肢活動量時會加重呼吸困難，因此重點可放在肩部的肌肉群。吸氣肌虛弱也是對運動耐受度不佳和呼吸困難的主因，因此也可加強呼吸肌訓練。

為減少運動誘發的支氣管收縮，氣喘病患運動開始前15分應使用吸入式支氣管擴張劑治療（即吸2～4次），並且在增加運動強度前要先做5分鐘左右低強度的緩慢暖身運動。

運動處方建議如下：

1. 控制良好的氣喘或輕度性阻塞性肺病患者FITT原則

運動頻率：每週至少3～5天。

運動強度：可使用健康成年人建議運動強度。

運動時間：每天20～60分鐘的持續運動或間斷式體力活動。

運動類型：步行最好，因為是日常生活中做最多的體力活動。或原地腳踏車踩踏，也應納入阻抗力訓練和柔軟度訓練。

2. 中至重度性阻塞性肺病患者

運動頻率：每週至少3～5天。

運動強度：重度阻塞性肺病患者運動能力受限於換氣量，建議運動強度訂在最高功率的60%上下，約是10級運動自覺強度量表中3分（中度呼吸短促）至5分（重度呼吸短促）之間的強度。

運動時間：訓練初期可用間斷式運動，到患者能耐受更高強度和更長時間的活動。

運動類型：步行或腳踏車踩踏，也應該納入阻抗力訓練和柔軟度訓練。

第四章

兒童與青少年運動員

未成年運動員的注意事項

兒童與青少年生理調控系統仍在生長和不成熟狀態，運動時應特別注意。如青少年出現的心血管疾病危險因子如肥胖、高血壓等影響會持續到未來成年。應該及早建立規律運動習慣並維持到往後青少年、成人階段。

成年人運動測試標準雖適用於兒童和青少年，但運動生理反應與成年人不同，相對攝氧量、心率與呼吸頻率較高，其他像絕對攝氧量、心搏與血壓都較低，因此需注意以下事項：

1. 運動測試是為了臨床或健康檢查，除非有健康問題，一般青少年沒必要做。
2. 運動測試計畫應需依照測試理由及兒童青少年的能力和身型調整，如兒童高度的跑步機、腳踏車、以及防滑跌倒的測試場地等。
3. 考量理解學習力，測試中需有經驗測試者給予額外的鼓勵和支持，並反覆說明使之熟悉測試程序，期待在無壓力下完成測試。

根據FIIT原則，兒童與青少年的運動處方有以下重點：

運動頻率：每週至少3～4天，最好每天都做。

運動強度：中等強度（顯著增加呼吸、排汗和心率的體力活動）到較高強度（大量增加呼吸、排汗和心率的活動）。

運動時間：每天中等強度運動30分鐘，及較高強度30分鐘，總量每天60分鐘。

運動項目：有趣並適合兒童或青少年成長的活動，如散步、玩遊戲、跳舞、跑步、競技運動等。

其他特殊考量

兒童和青少年在適當指導監督下可參加阻抗力訓練活動，也適用成年人指導方針。每個動作應重複8～15次達中度疲勞程度。當兒童可維持良好力學形態完成預定次數時才可增加阻抗力。

運動中也應注意過度訓練的影響，任何關節疼痛都應該想到生長板軟骨損傷，而且單次檢查沒發現不代表沒有損傷，需持續追蹤。相較於成人，感冒發燒後容易有滑囊炎也需特別注意。

由於體溫調節系統還在發育不成熟，比起成人對於乾濕冷熱（如中暑、失溫等）程度更為敏感。應當在適宜溫度濕度下運動，對於口渴的感知程度也較成人慢，因此運動前補充水分、定時（每20分鐘喝多少水分）應嚴格執行。（參考下頁表）

過重或不靈活的孩童和青少年可能無法每天運動60分鐘，所以要增加活動的頻率和時間。

對於疾病或生理缺陷的孩童青少年如氣喘、糖尿病、肥胖、與腦性痲痺者，應考量身體特殊狀況提供運動建議，應減少靜坐、少動活動（如看電視、上網、玩電視遊樂器平板等），並推薦有益於終生活動和體適能的運動（如散步、騎自行車）。

美國運動醫學學會建議，補充水分目的在於保持活動下有充足水分與維持正常血漿電解質濃度。除正常膳食和液體攝入量外，要另外補充飲料，且至少在運動前幾小時就要喝水，以便使身體水分恢復到正常水平並且有尿排出。

運動時喝水目的是防止過度脫水（脫水量超過2％體重）和電解質平衡過度變化，避免身體受損。每個人的出汗率和各人的汗水電解質含量有相當大差異，建議要有個人化的補充水分計畫。個人出汗率可測量運動前後體重來估算。運動過程中，補充運動飲料可同時補充消耗的水分、電解質和碳水化合物。

常見運動的流汗率、自主補水量與缺水狀況

		流汗率（公升/小時）	自主補水量（公升/小時）	缺水狀況（體重百分比）
籃球	夏季訓練（男）	1.37	0.8	1.0
	夏季比賽（男）	1.6	1.08	0.9
網球	夏季比賽（男）	2.60	1.6	
半馬拉松	冬季比賽（男）	1.49	0.15	2.42
長跑	夏季比賽（男）	1.77	0.57	1.8
游泳	訓練（男女）	0.37	0.38	
足球	夏季訓練（男）	1.46	0.65	1.59
	冬季訓練（男）	1.13	0.28	1.62

第五章

老年族群

年長者運動時的注意事項

老年人的定義雖然為65歲以上者，但55～64歲間有明顯臨床疾病與身體限制性而影響動作、體適能者，也屬於老年人，所以這族群的年齡範圍和生理能力差異很大。

每位老年人的生理老化程度並不一致，且同年齡對運動反應也通常不同。而且很難區分老化、健康異常或疾病對生理功能造成原因。健康狀況常比衰老更能反映個人從事體力活動的能力。有慢性疾病的老年人應在醫護人員指導下進行運動。

靜坐不動的生活模式是心臟病最常見可改變的危險因子。55～64歲人口中約有50％、65～74歲約有65％，而據報75歲以上人口中，男性有三分之一，女性有二分之一比例沒有或僅少運動。

老年人運動的優點不少，除了延長壽命，還可減緩因老化而來的運動能力減弱，優化與年齡有關的身體組成改變，促進心理和認知能力健全，控制慢性疾病，以及減少身體失能的風險。

除減緩許多與年齡相關的生理變化，體力活動和運動訓練可預防許多常見老年疾病，如冠狀動脈疾病、高血壓、血脂異常、肥胖症、腦血管疾病，癌症（包括結腸癌、乳腺癌、前列腺癌和肺癌），第二型糖尿病、骨質疏鬆症、憂鬱症和焦慮。

其他運動相關的好處包括降低全因死亡率、改善姿勢穩定性、提高認識，延誤功能障礙、增強自我形象、改善外觀、改善睡眠習慣、增強心理健康、加強其他健康生活方式（像是更好的飲食習慣與戒菸）。

老年人運動測試的特殊考量

對運動能力較低者，初始負荷量要較低，以代謝當量（METs，指某一種活動的熱量消耗速率與坐著休息的身體熱量消耗速率的比值，一個人坐著休息所消耗熱量速率為1MET）為準，選擇METs小於3、負荷遞增量0.5～1.0 METs的活動較適合。

平衡較差、神經肌肉協調力不好、視力較差、老年步態、骨質疏鬆、有骨關節炎負重限制和足部疾患者，使用功率腳踏車可能比跑步機好。不過要注意局部肌肉酸痛可能影響測試。為避免跌倒可在測試機上安裝扶手，不過會影響測試結果。

若使用跑步機測試，增加負荷可增加坡度而非速度，因為老年者反應較慢。需注意運動誘發的心律不整及高血壓。

老年者常合併多重用藥，可能影響測試結果（如高血壓、利尿劑、抗心律不整藥等）。

年齡較高者通常有多種慢性疾病，可能會影響體力活動。而且他們較不喜歡激烈運動，中等或激烈強度的運動對於體能欠佳的老年者可能就接近運動能力上限。所以可使用過去完整病史與身體檢查決定運動禁忌症，並且先做低強度（≦3MET）的運動。

運動處方

相較於成年人用MET運動當量絕對值定義運動強度，老年人活動以相對程度定義，即自覺指數（RPE）10分量表依費力程度給予分數：如0分相當於坐姿，10分相當於竭盡全力，中等強度為5或6分，激烈強度為7或8分。中等強度活動會引起心率和呼吸頻率明顯增加，激烈強度活動會引起呼吸或心率大幅增加。

1. **頻率**：每週至少5天做中等強度有氧運動（如倒垃圾，走到商店或辦公室的停車場），或每週3天做激烈強度有氧運動，或每週3～5天做綜合中等強度和激烈強度的有氧運動。老年人也應使用主要肌肉進行肌力強化運動以保持或增加肌肉力量和耐力（每週至少兩次）。
2. **強度**：依0～10分自覺指數量表，5～6分為中等強度活動；7～8分為激烈強度活動。
3. **時間**：中等強度活動，每天每次至少10分鐘累計30～60分鐘，每週達150～300分鐘或較激烈強度活動每天至少20～30分鐘，每週達75～100分鐘運動，或等量的綜合中等和激烈強度的活動。
4. **類型**：任何不會對骨骼壓力過大的活動均可：步行是最常見活動。水中活動或固定式腳踏車運動對負重耐力差者幫助較大。

其他特殊考量

為獲得最大運動訓練效益，應注意以下問題：

對於體力很差、功能受限或有慢性疾病會影響體力活動的老年人，剛開始參加活動時，強度要低、時間要短。

必須考量個人化、耐受性和喜好來增加體力活動度：對多數體能欠佳和活動功能受限的老年人可能要用保守方法。體力非常不好者，運動計畫早期階段應先做阻抗力訓練再有氧訓練。如果有慢性疾病無法達到最少建議運動量，也該盡可能活動以避免靜坐少動。

美國運動醫學會對動脈粥樣硬化性心血管疾病危險因子分級

正危險因子	
年齡	男≧45 歲，女≧55 歲
家族病史	父親或其他男性一等親在55歲前、 母親或其他女性一等親在65歲前、 發生心肌梗塞、冠狀動脈重建或猝死
吸煙	當前吸菸或6個月內戒菸者、 或暴露於吸菸環境中
坐式生活型態	至少3個月未參加每週3天、每天30分鐘的中等強度（40-60%儲備攝氧量）的體力活動
肥胖	身體質量指數≧30（kg/m2）、 腰圍：男> 102 cm、女性>88cm
高血壓	收縮壓≧140 mmHg 和（或）舒張壓≧90mmHg， 需至少兩次不同場合測量確認 正服用降血壓藥物
血脂異常	低密度脂蛋白膽固醇（LDL-C）≧130mg/dL或 高密度脂蛋白膽固醇（HDL-C）< 40 mg/dL或 正服用降血脂藥物。
前期糖尿病	空腹血糖不良（IFG）100-126 mg/dL或葡萄糖耐受不良（IGT）、口服葡萄糖耐受試驗（OGTT）2小時血糖值140-200 mg/dL，至少兩次不同場合量測確認
負危險因子	高密度脂蛋白膽固醇（HDL-C）≧60mg/dL

第六章 女性族群

女性族群運動時的注意事項

女運動員的問題可分為婦女健康問題和女性較常見的運動傷害。月經和懷孕是女性特有會影響運動表現的原因。女性運動員三聯症是描述的關係的條件：能量可用性、月經功能與骨密度。骨質疏鬆和前十字韌帶損傷多見於女性，前者是因為女性荷爾蒙影響，後者是因為大腿相較小腿的外展角度比男生大，並有女性特有因素促成其發病。

女運動員三聯症主要是可動用能量、月經週期、骨密度間的關係，可能有飲食紊亂、下視丘引起的功能性停經和骨質疏鬆等症狀。可動用能量是指飲食中攝取的能量減去運動消耗的能量，在營養條件合理時，這三者關係又可促進身體強健。患三聯症時，可動用能量不足會導致生育功能和骨骼健康受損，當可動用能量低於每天30大卡／公斤時，就會出現上述不良影響。特別是追求苗條而運動、限制飲食者，這問題會更加嚴重。

要早期預防和介入，必須優先對運動員、父母、教練、防護員、裁判和管理人員教育。要在受訓前或每年健檢時進行三聯症檢查，並隨時檢查有疑似症狀的運動員。運動管理人員也應注意調整規則，不鼓勵不健康的減肥行為。要有團隊包括醫師、防護師、營養師，如發現膳食紊亂症患者，還要增加心理師治療運動員進。

治療三聯症中任一症狀首要目標是矯正可動用能量過低，可增加攝入、減少運動消耗能量。對多數運動員而言營養諮詢和調整就是有效治療，但對膳食紊亂症患者，必須有心理治療人員介入。同時應對患膳食紊亂症運動員的訓練計畫和比賽進行調整。目前還沒有藥物可完全糾正下視丘引起的功能性停經患者骨質的流失、代謝異常，及健康和運動能力的下降。

月經週期與運動表現

有些運動員感覺在經前或月經期間對運動表現有影響，醫學研究結果顯示因人而異。對於痛經等症狀可使用藥物、熱敷、針刺等方式緩解。

氣喘的女運動員在經前或月經期間可能容易發作，因為有研究發現此時支氣管平滑肌收縮，會降低30～40％最大呼氣流速。最近研究顯示雌激素對認知、警覺性有助益，而認知表現可能依照月經週期影響運動成績。

另外，肌肉力量、有氧及無氧運動能力，及有氧耐力在整個月經週其中並無顯著差異。十字韌帶損傷機率和經期荷爾蒙之間的研究並無結論，目前較傾向於運動特性，例如骨盆較男生寬、動力鍊的運作方式不同等因素。

菁英運動選手應該詳細記錄自己月經週期，以及相關的運動表現，已調整自己的訓練計畫。

國家圖書館出版品預行編目 (CIP) 資料

頂尖運動員這樣避免運動傷害：奧運隊醫教你健身不傷身！/
許宏志著 .-- 初版 .-- 臺北市：遠流，2016.07
面；　公分 .--（健康生活館；76）

ISBN 978-957-32-7859-7(平裝)

1. 運動傷害　2. 健康照護

416.69　　　　　　　　105010527

健康生活館 76

頂尖運動員這樣避免運動傷害

奧運隊醫教你健身不傷身！

作　　者——許宏志
副總編輯——林淑慎
主　　編——曾慧雪
行銷企劃——葉玫玉、叢昌瑜
美術設計——陳春惠

發 行 人——王榮文
出版發行——遠流出版事業股份有限公司
100台北市南昌路二段81號6樓
郵撥／0189456-1
電話／(02)2392-6899　傳真／(02)2392-6658
著作權顧問——蕭雄淋律師

□2016年7月1日　初版一刷
售價新台幣320元（缺頁或破損的書，請寄回更換）

ISBN 978-957-32-7859-7

遠流博識網
http://www.ylib.com　E-mail: ylib@ylib.com